U0744100

脊柱侧弯的保守治疗

主编　南小峰

浙江工商大学出版社
ZHEJIANG GONGSHANG UNIVERSITY PRESS

·杭州·

图书在版编目(CIP)数据

脊柱侧弯的保守治疗 / 南小峰主编. —杭州 : 浙
江工商大学出版社,2017.1(2024.1重印)
ISBN 978-7-5178-1909-7

Ⅰ. ①脊… Ⅱ. ①南… Ⅲ. ①脊柱畸形－诊疗 Ⅳ.
①R682.3

中国版本图书馆 CIP 数据核字(2016)第 273316 号

脊柱侧弯的保守治疗

主编 南小峰

策划编辑	任晓燕
责任编辑	任晓燕
封面设计	林朦朦
责任印制	包建辉
出版发行	浙江工商大学出版社
	(杭州市教工路 198 号 邮政编码 310012)
	(E-mail:zjgsupress@163.com)
	(网址:http://www.zjgsupress.com)
	电话:0571－88904980,88831806(传真)
排　版	杭州朝曦图文设计有限公司
印　刷	广东虎彩云印刷有限公司绍兴分公司
开　本	710mm×1000mm 1/16
印　张	8
字　数	138 千
版 印 次	2017 年 1 月第 1 版 2024 年 1 月第 8 次印刷
书　号	ISBN 978-7-5178-1909-7
定　价	38.00 元

版权所有 侵权必究

如发现印装质量问题,影响阅读,请和营销与发行中心联系调换
联系电话 0571－88904970

序

少年儿童是祖国的明天,是人类的未来。然而,脊柱侧弯作为一种病症给越来越多的少年儿童以及整个家庭带来了烦恼。现阶段,特发性脊柱侧弯的发病原因在医学上仍没有明确答案,因此,对这种疾病也无法预防。然而,这种病症一旦发生就会给患者带来重大危害,轻则影响体形,重则影响运动乃至内脏器官的发育。目前,特发性脊柱侧弯惯用的治疗方案有矫形体操、矫形器、手术等。一旦侧弯角度变大,影响心肺功能,有的甚至威胁生命,就只能考虑实施手术治疗。所以少年儿童的家长应多关注青少年,特别是女性青少年的体形变化,生长发育越快的年龄段越需要引起注意。尽可能做到早发现早治疗,避免错过最佳治疗阶段而被迫选择风险性较高的手术。

国内针对脊柱侧弯治疗的体操、矫形器等相关技术均从国外引进。一些行业协会和相关专业的教育培训机构通过教育、培训,结合我国实际国情,将技术适当消化后在国内推广,这也预示着我国与国外新技术的差距正在逐步缩小,但仍有很多不完善之处,仍需要大量有志的业内人士不断探索和研究。作为国内首届矫形技术专业科班毕业人才,南小峰本人在脊柱侧弯矫治领域的钻研、探索,以及南小峰脊柱矫形工作室的成立,为我国青少年脊柱侧弯的矫治做出了巨大的贡献,也取得了丰硕的成果。希望该书的出版和发行能够给广大脊柱侧弯患者及其家属带来帮助,能够给正在从事脊柱侧弯矫治研究的从业者一些启发和借鉴,能够推动该领域的发展,治愈更多的脊柱侧弯患者。

国家康复辅具研究中心辅具装配部(北京经营部)主任

赵立伟

2016 年 10 月

目　　录

第一章　色努博士及色努支具简介 ………………………… 001

一、色努博士 ………………………………………………… 001

二、色努支具 ………………………………………………… 004

第二章　Weiss 博士及施罗斯家族 ………………………… 006

一、施罗斯历史 ……………………………………………… 006

二、施罗斯矫正的最新发展 ………………………………… 009

第三章　脊柱侧弯疾病相关知识 …………………………… 013

一、脊柱侧弯的基础知识 …………………………………… 013

二、脊柱侧弯与 X 线片 ……………………………………… 021

三、脊柱侧弯与支具 ………………………………………… 023

四、脊柱侧弯与手术 ………………………………………… 042

五、脊柱侧弯与足部问题 …………………………………… 044

六、脊柱侧弯与怀孕 ………………………………………… 045

第四章　支具矫形脊柱侧弯及具体病例 …………………… 047

一、老式色努支具矫形病例 ………………………………… 047

二、新式色努支具矫形病例 ………………………………… 060

三、德国 GBW 支具矫形病例 ……………………………… 066

第五章　体操矫形脊柱侧弯及相关锻炼方法 ················ 080

　一、矫形体操 ················ 081

　二、腰背肌锻炼 ················ 085

　三、游泳 ················ 086

　四、肺活量与呼吸训练 ················ 087

　五、吊单杠 ················ 089

第六章　名人和脊柱侧弯 ················ 090

　一、"泳坛女神"自曝先天脊柱侧弯 ················ 090

　二、"打球我不行,打扮你们不行!" ················ 091

　三、麦迪——脊柱侧弯孩子的楷模 ················ 094

　四、伊莎贝拉·罗西里尼,脊柱侧弯明星——孩子的楷模 ········ 095

　五、史黛西·路易斯——第七个女子高尔夫世界第一 ········ 096

　六、萨拉·波莉 ················ 097

　七、珊琳·伍德蕾 ················ 098

　八、琳恩·罗伯茨 ················ 099

第七章　其他脊柱侧弯相关问题 ················ 100

　一、健康合理地背包才能有益身心 ················ 100

　二、脊柱侧弯孩子发育结束后如何科学去除支具 ········ 101

　三、色努式脊柱侧弯支具为什么要躺下穿戴 ················ 101

　四、儿童坐姿不正会引起脊柱侧弯吗 ················ 101

　五、什么是神经纤维瘤病性脊柱侧弯 ················ 102

　六、哪种侧弯曲线在孩子成年后最稳定,不发展 ········ 103

　七、为什么"硬壳"少女最终不得不手术治疗 ················ 104

　八、脊柱侧弯进展风险评估——基因检测已经实现 ········ 107

九、防辐射铅衣 ……………………………………………… 107

十、照 X 光时，别忘了保护自己 ……………………………… 108

十一、白俄罗斯脊柱侧弯寄宿制学校介绍 …………………… 109

十二、脊柱侧弯孩子的职业方向定位 ………………………… 112

十三、德国施罗斯矫形体系全球提供单位列表 ……………… 112

附　录　相关网站链接 ………………………………………… 117

第一章 色努博士及色努支具简介

一、色努博士

杰克·色努(Jacques Chêneau,如图 1-1)博士,生于 1927 年 5 月 14 日,法国矫形外科医生,毕生从事脊柱侧弯的治疗和矫形器的研究。色努博士设计的脊柱侧弯矫形器,注重患者身体发育因素,利用三点治疗原理,辅以伸展空间,有效地控制了脊柱侧弯的进一步发展,在现代矫形技术领域得到广泛认可。

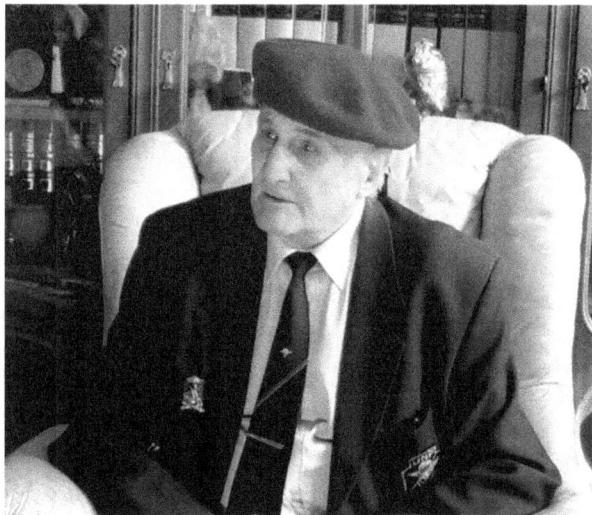

图 1-1 杰克·色努博士

杰克·色努博士简历

1948 年,杰克·色努博士在法国里昂学医;1954 年作为法国军医参加越南战争,战争结束后在图卢兹医院行医;1986 年就职于德国 Werner-Wicker 医院脊柱侧弯治疗中心；1987年返回法国图卢兹，成为世界各地大学、医院和矫形公司之间的联系人。

色努博士法国地址：39 rue des Chanterelles F－31650 Saint Orens France

色努博士著有《色努脊柱侧弯矫形器》一书（如图1-2），这本书是色努博士最早的著作。在书中，色努博士将支具命名为CTM（Cheneau-Toulouse-Munster korzet)支具，全书图片均为手绘。该书被翻译成多国文字（如图1-3）。2011年由中国假肢矫形器学校的龙华翻译成中文，并由人民军医出版社出版。2016年5月，笔者带领南小峰工作室团队在法国图卢兹期间，曾前去拜访色努博士，得到了色努博士的亲笔签名（如图1-4），并与色努博士合影留念（如图1-5）。

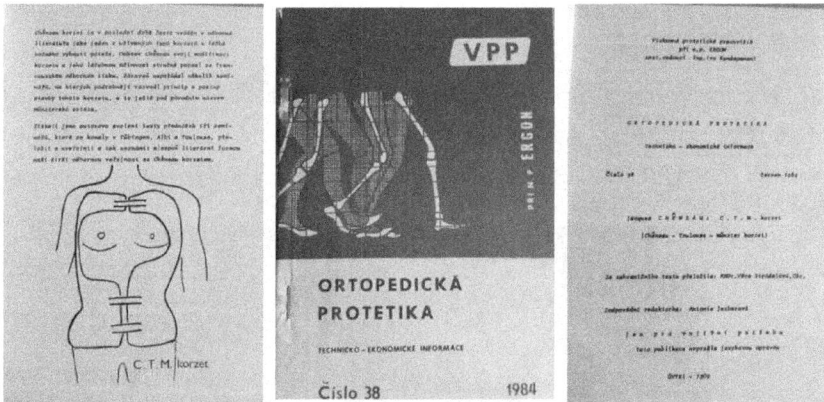

图1-2 《色努脊柱侧弯矫形器》一书

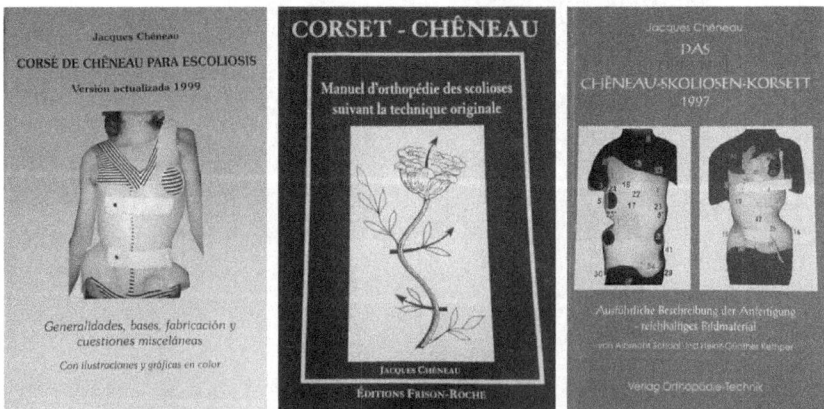

图1-3 《色努脊柱侧弯矫形器》其他版本

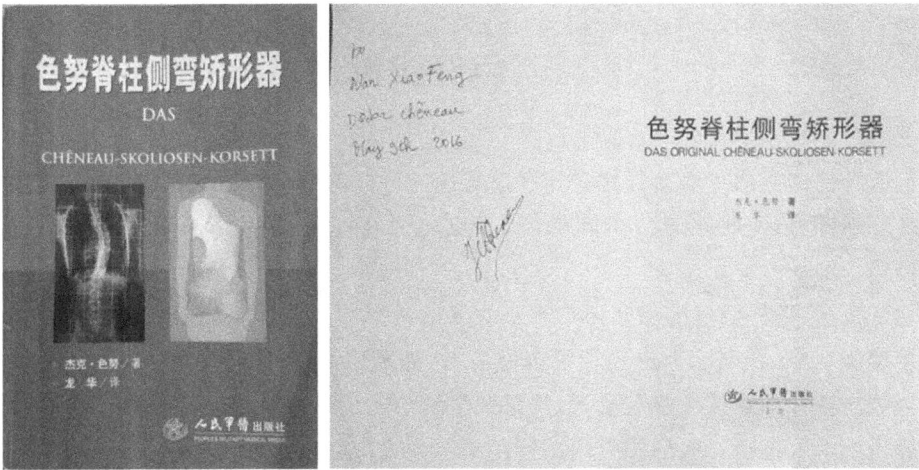

图 1-4　中文版《色努脊柱侧弯矫形器》及色努博士的签名

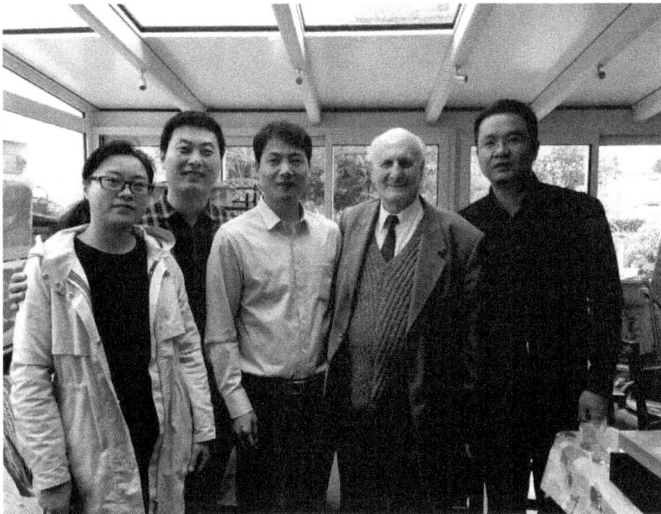

图 1-5　南小峰脊柱矫形工作室团队和色努博士合影
（自左向右：罗丽萍，谢华，南小峰，色努博士，王佳齐）

二、色努支具

脊柱侧弯的主要特征是身体表面出现驼背样凸起和非自然凹陷。在凸起部位施加压力，使凹陷部位得到伸展，不仅可以矫正身体的异常姿势，还能矫正脊柱。

目前，脊柱侧弯的保守治疗方法有体操矫形和支具矫形两种。支具从 1945 年发明至今，在国际上出现了很多种类，比如密尔沃基式、波士顿式、里昂式、色努式。各种支具各有侧重点，但从穿戴隐蔽性和矫形效果看，色努式最理想。色努先生本人也曾三次到访中国进行授课。老式色努式支具（如图 1-6）不断发展、改进，新式色努支具（如图 1-7）更加符合生物力学原理，去掉了色努锁，骨盆位置也参与椎体抗旋，脊柱整体的抗椎体旋转效果更好。但国内很多地方还在制作老式色努支具（如图 1-8）。

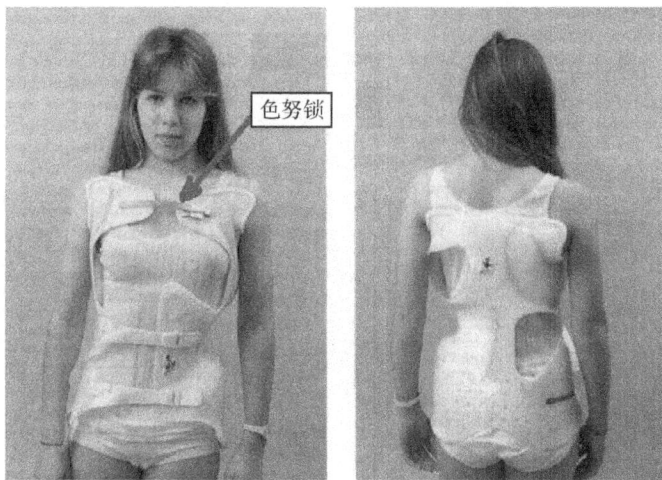

色努锁

图 1-6　老式色努支具

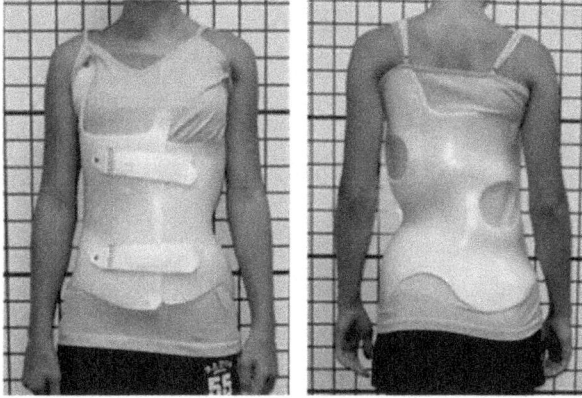

图 1-7 新式色努支具

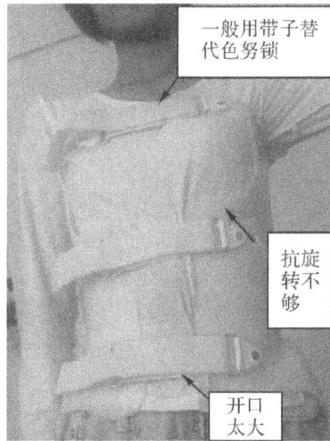

图 1-8 国内制作的老式色努支具

　　很多矫形器的一个共同缺点,就是没有在凹陷侧设置伸展空间。而伸展空间有很多作用:利于矫正;利于凹陷侧肺部呼吸和生长;利于瞬时运动或体疗训练。色努博士注意到了这个问题,不断改进,提高了支具的有效性。

　　附

　　色努式脊柱侧弯矫形器介绍:http://v. youku. com/v _ show/id _ XN-TA3OTY3MDg4. html

第二章 Weiss 博士及施罗斯家族

一、施罗斯历史

施罗斯方法(Schroth Method)由德国著名的脊柱畸形保守治疗和康复专家 Katharina Schroth 女士发明,她一生致力于大 Cobb 角度[①]的脊柱侧弯的保守治疗,从而尽力帮助病人避免手术,在欧洲康复界有着很高的声誉和地位。

Katharina Schroth 也是一位脊柱侧弯患者,当时面临着和其他的脊柱侧弯患者一样的困境,但没有一种很好的物理康复手段来恢复已经弯曲的脊柱,多次尝试当时已经知道的手段均以失败告终,后来她通过自己的努力,使自己的身体形状和健康状况明显好转。此事在当时已经引起了关注,但是还没有被广泛地传播开来。

直到 1937 年,一位德国医生沃格(Prof. Vogel)在当时著名的医学杂志 *Biologish-Medizinisches Taschenbuch Fur Arzte* 中,以非常正面的论述介绍了此种方法。他当时的评论是基于他亲自采访的那些在德国城市迈森(Meissen)设立的 Katharina Schroth's Institute 康复中心进行康复治疗的病人的情况,由于目睹了整个治疗过程,他本人被该方法取得的效果深深地折服。从此,该方法被广泛地传播开来,历经多年的发展,形成了自身独特而完善的脊柱畸形保守康复治疗体系。

根据医学界多年的经验,脊柱侧弯如果不加以控制,会由于重力的作用和人体力量的非对称性,导致侧弯的度数不断加深,进入一个恶性循环的状态。所以,必须要找到一个方法对该状况进行控制,同时矫正弯曲的脊柱。而这个方法

---

① Cobb 角度:由美国矫形外科医生 John Robert Cobb(1903—1967)命名。用于测量额状面内脊柱侧弯的变形程度。

最终被一个没有经过任何医学培训，而自身有侧弯缺陷的女孩发明，这在当时确实是一个震惊医学界的大事。Katharina Schroth 在发明这种康复方法的时候，并没有意识到，她当时所做的其实是在和当时流行的医学观点进行抗争。因为当时流行的医学观点认为该种疾病是无药可救的。这就意味着，她需要努力坚定她的目标，绝不放弃。当时，她周围有一群来自德国和周边国家的脊柱侧弯患者，希望通过她寻求解决方法。经过一段时间的治疗后，她所有的病人和病人的父母都意识到，她的方法使得患者在饱受多年脊柱侧弯的折磨后，症状有了显著的改善。

这个发现，尽管在当时非常的偶然，却为后来诞生赫赫有名的施罗斯方法打下了深深的基础。她同时也为发明这个理疗方法而纠结，因为她想放弃她的工作（当时她确实曾短暂的放弃过一段时间）而专心研究该方法是否是永远有效而不是特例。幸运的是，在很多病人父母的鼓励下，她最终打消了疑虑，继续沿着她的道路进行探索。

1932 年，Hindenburg 市镇派内政部的体操教练 Hugo Woesler 到迈森进行三个月的学习。当时 Hugo Woesler 多年负责 Hindenburg 市的体操骨科相关康复工作，他当时已经学了很多的方法，比如当时德国教授 Klapp 的物理康复理疗、教授 Echternach 的物理康复理疗等。

他回去后，对该方法（当时叫 Novel method）进行了一个全面的汇报和总结。这引起了当时的 Dr. Kob 和 Dr. Kandziora 的注意，他们安排了一个和其他物理康复方法进行比较的医学实验。实验将病人分组，每组都进行不同的物理康复理疗。Woesler 先生当时接收了被称之为无药可救的那组。整个康复理疗过程持续了六个月。每周三次两个小时的课程。在这个项目测试即将结束时，分在 Woesler-Schroth 一组的病人的病情全部有明显的改善，而其他组的情形则完全相反。那些在其他组病情恶化的病人不得不最终转到 Woesler 的课程中，最终所有负责体操骨科的教练全部被要求接受施罗斯方法的训练。从此以后，所有的骨科康复疗法全部转为施罗斯方法。当时学院的医学总监说，Hindenburg 市节省了医疗财务费用，因为在那以后，很多病人都不再购买当时治疗效果很差的支具了。从经过施罗斯方法治疗的大量病人的案例中，医学教授 Dr. Med. Johannes Ludwig Schmitt 在他的 *Atemheikunst*（Hans Georg Muller Verlag，Munich&Berlin，第 543—544 页）中说："The very fine success of this treatment is surprising given it duration."（在设定的时间内，该处理方法非常成功，令人惊叹。）于是一个伟大的疗法就这样诞生了！

　　在 Katharina Schroth 之后,她的女儿 Christa Lehnert-Schroth 也治疗了大量病人(如图 2-1),并在治疗过程中(如图 2-2)继续加以研究,对施罗斯方法进行了理论上的完善和升华,如今 Christa Lehnert-Schroth 的儿子 Dr. Hans-Rudolf Weiss 继续对保守治疗加以研究,创立了目前最为成功的 Scoliologic Best Practice Program。

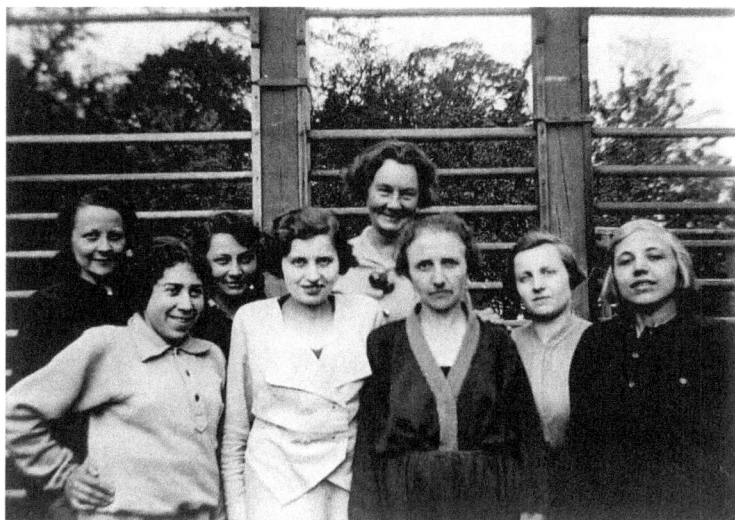

图 2-1　Christa Lehnert-Schroth 和病人合影

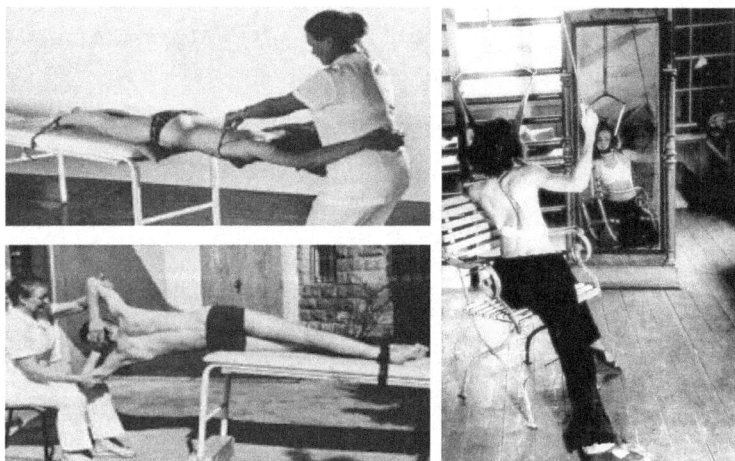

图 2-2　Christa Lehnert-Schroth 在训练病人

二、施罗斯矫正的最新发展

历经 90 多年的不断改进,施罗斯方法对脊柱侧弯的保守治疗已经有了长足的进步,新疗法的效果比以前有了很大的提升。住院康复理疗的时间从最初的 3—6 个月,已经缩短到了目前的 14 天甚至更短。特别是在 Dr. Weiss 博士所创立的 Scoliologic Best Practice Program 疗法中,传统的施罗斯核心疗法逐渐被新的四个大的模块所取代,传统的施罗斯方法已经逐渐进行动作精简,成了 Scoliologic Best Practice Program 中的一个模块,该模块只有在大 Cobb 角度的病人身上才需要实施,对于 Cobb 角度较小的病人,或常见的特发性脊柱侧弯患者,通常只需要 3 天的专业康复训练就可以达到原来需要数个月才能够达到的效果。Scoliologic Best Practice Program 的核心治疗机制是,将形体矫正融入日常生活中,病人根据自身的情况,选择正确的坐姿和走姿等,避免侧弯曲线的加重。这个疗法包含 Physic-logic 训练模块、ADL 训练模块、3D-made-easy 训练模块、new power schroth 理疗四个方面。目前我们倡导的保守理疗的方法趋向于短期理疗为主,住院理疗为辅的治疗方法。

如今,针对儿童和青春期少年的短期康复训练,我们已经有丰富的经验,尤其是挺拔训练,更是可以保证在三天内高效地完成。就已知的研究成果来看,如今正在被广泛实施的为期数周的住院康复治疗方式并不能够使患者的健康状态得到根本性的改善(Yilmaz, Kozikoglu, 2010),并且也没有有力的证据表明,这种住院治疗能够改善患者的生理功能。此外,患者还必须保证在日常生活中,完全抵制有可能加剧弯曲的行为。如果矫形学习按照标准化的方式进行,那么就可以确保矫形质量,同时也符合再生产的目标。

脊柱侧弯矫形的目标被一致定义为:逐步培养患者的挺拔感和运动感,进而杜绝加剧弯曲的不良行为。这并不意味着必须参加花样繁多的训练,也并不旨在暂时的矫形,我们必须要实现一种可持续的训练结果,这是为期数周的住院治疗所难以实现的(至少没有有力的证据加以证实)。毫无疑问,住院期间的团队练习能够更好地激发患者的斗志。此外,当同病相怜的人们聚在一起的时候,也往往能产生心理上的慰藉。可是,这种建立在社会心理学基础之上的动力与其说能够帮助患者们共同来实现某种特殊能力或者成功完成矫形,还不如说能够使患者得到一种刻骨铭心的生活经历。根据我们的经验,这种住院治疗的好处对青少年尤其,但是三个月后,人们往往便已然将最初的治疗目标抛在了脑后,这也符合教育法原则。单纯从教育学角度来看,如今在住院康复领域中所使用的"Verschulte(移植)"理念,也就是所谓固定的"老师—学生模式"早已过时。这只能是一种短期的记忆。这种教育法模块所传递的信息,只有那些极少数的毅力极强的患者才能长期记住。此外,在这种康复治疗的第一周,往往会更多地涉及一些枯燥的理论知识(人体结构学、生理学),而不是有用的实际练习,这也并不能使患者产生足够的动力。

无论如何,只有那种立即进行康复练习的理念才是积极有效的。此外,通过"尽早开始"的教育理念,也能使患者更容易发现自己身体的缺陷,而正是这种自我的发现与发展,才最是长久的、难以忘却的(Weiss,2010)。

三天短期康复法主要依赖如下三大基本理念:第一,标准化的学习内容(保证过程高质量);第二,先进的教育理念;第三,先进显著的治疗方法(保证矫形结果高质量)。

这个短期康复项目(Weiss,2009;Weiss,2010;Weiss,2010b)主要是针对青少年儿童而设立的,当然这也适用于那些想要在短时间内学会高效项目的较为年轻的成年人。患有严重次级功能性障碍(慢性疼痛、低生活质量)的患者则依旧必须接受至少为期四周的住院治疗。为此,每一个外科矫形性质的康复治疗都必须遵循这个原则。对于病情严重的患者群来说,最主要的病症其实并不是脊柱侧弯,而是其背后的功能性障碍。

目前,已有足够的证据来支持脊柱侧弯保守治疗的疗效。甚至还有报道显示,保守治疗方法相较于手术治疗更加令人信服。因为手术治疗方式无论在改善患者身体状况方面还是在优化患者生理功能方面都缺乏有力的支持证据(Weiss,2008;Weiss,Goodall,2008)。

Negrini 和 Mitarbeiter(2008)在他们的报告中介绍了一个在中国进行的控制性调查,与此同时,脊柱侧弯物理治疗被证明是 I 级治疗。对于罕见的疾病,人们自然不会多加研究。但是实际上,用于进行这方面研究的科学素材却并不匮乏,如果加以运用,极有可能促使该领域的研究进一步发展。就脊柱侧弯治疗领域来说,这样非但能够避免不必要的手术,而且从中期来看还能防止患者脊柱出现僵直的情况。

这种冒险性的尝试不仅能够给那些承担治疗费用的机构带来巨大的经济利益(Weiss,Goodall,2010),对于患者来说也是好处颇多。因为就长期而言,患者接受手术的概率能在很大程度上得以降低(Weiss,Goodall,2008b)。

在那些接受过最新治疗理论培训后的理疗师们的帮助下，门诊物理治疗或者是支具治疗辅助以短期康复治疗为理念，不仅能够带来巨大的经济效益，同时也能使患者以最小的时间损耗以及承受最小的痛苦，来实现最好的治疗效果。

附

历史传承

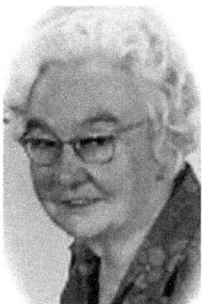

图 2-3　卡塔林娜·施罗斯

Katharina Schroth（1894—1985），卡塔琳娜·施罗斯，德国著名的脊柱侧弯保守治疗专家。由于自己患有较严重的脊柱侧弯，为了维持度数，改善症状，她独创了施罗斯矫形体操。后来，她一直致力于大角度脊柱侧弯患者的保守治疗，从而尽力帮助病人避免手术，在欧洲康复界有着很高的声誉和地位。

Christa Lehnert-Schroth （1924—2015），克丽斯塔·来娜特·施罗斯，是卡塔琳娜·施罗斯的女儿，德国著名的脊柱侧弯物理治疗师，一生有超过 50 年的治疗经验，著有《脊柱侧弯的三维治疗》一书。该书被翻译成几十种文字。她用毕生的精力继承和升华了母亲发明的施罗斯矫形体操。

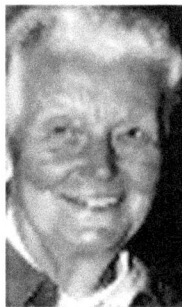

图 2-4　克丽斯塔·来娜·施罗斯

Hans-Rudolf Weiss，国际知名脊柱侧弯矫治专家，医学博士，Asklepios Katharina 施罗斯诊所主任，骨外科、物理康复学、（德国）整脊疗法专家。《欧洲康复》及《儿童康复》杂志编委。脊柱侧弯杂志（www. scoliosisjournal. com）创始人及编委成员；国际脊柱畸形研究协会（IRSSD）常委、脊柱外科与康复治疗协会（SOSORT）常委，德国脊柱侧弯协会常委；第 6 届国际脊柱侧弯研究协会大会最佳临床论文奖，第 3 届 MOT 优秀论文奖获得者。

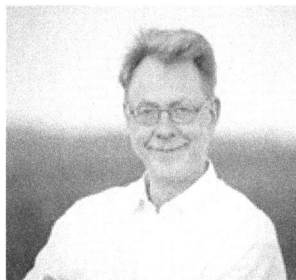

图 2-5　Weiss 博士

Weiss 博士系著名的施罗斯脊柱矫形技术发明人 Katharina Schroth 女士的外孙。教育背景涵盖了现代医学、物理康复治疗、美式整脊等多个医学领域，甚至涉及传统中医学。他在脊柱外科、创伤骨科、物理康复医学领域均有建树。尤其在继承其外祖母发明的施罗斯脊柱矫正疗法的基础上，对该疗法的基本理论和物理运动形式进行了潜心研究，在欧洲及亚洲许多国家都进行了广泛地推广。该疗法仅仅通过医生指导下的矫形训练，就可以达到部分矫正严重脊柱侧弯的作用。

第三章 脊柱侧弯疾病相关知识

一、脊柱侧弯的基础知识

有数据显示,中国有大约 1.06% 的人有脊柱侧弯现象,这是一个惊人的比例。

笔者制作脊柱侧弯支具这些年来,听到家长说得最多的,就是"我怎么不知道还有这种病""我怎么没早点发现"。而且,越是落后的地区,由于家长没有和孩子一起洗澡、游泳的机会,孩子脊柱侧弯就越难发现,等到发现的时候已经错过了最佳的治疗时期。所以,我们有必要普及一下脊柱侧弯的知识,让更多的人了解这种疾病。做到早发现,早治疗。

(一)脊柱侧弯的分类

脊柱侧弯根据病因不同,有特发性脊柱侧弯、先天性脊柱侧弯、神经肌肉性脊柱侧弯等情况,其中以特发性脊柱侧弯最为多见,占到了脊柱侧弯的 80%。由于外伤造成脊柱侧弯的情况很少,事实上,虽然经过了大量的研究,我们目前对脊柱侧弯的具体原因仍不是很了解。就拿最常见的特发性脊柱侧凸来说,它就可能是由遗传因素、激素影响、结缔组织发育异常、神经—平衡系统功能障碍、神经内分泌系统异常等原因造成。因此,家长需要多注意孩子脊柱是否有异常弯曲情况,如果能及早发现的话,那么治疗就会容易很多。

脊柱侧弯是影响青少年健康发育的重要疾病,最常见的脊柱侧弯分为以下两类:

(1)特发性的脊柱侧弯,是指脊柱上各个椎体结构没有异常,只是弯向一边或者呈 S 形,临床常见,多是胸右腰左弯曲类型。医学界至今没有找到致病原因,所以将其命名为特发性的脊柱侧弯。多数可以通过支具矫形治疗取得理想效果,不需要手术。

(2)先天性的脊柱侧弯,是指脊柱上部分椎体结构发生异常,即出生后有三角形半椎体、蝶形椎、融合椎,或肋骨发育等异常,导致脊柱生长过程中出现弯曲,支具矫形一般只能维持,大多需要手术矫正。

脊柱侧弯从目前观察来看,多发于女孩,家长在孩子快速发育阶段一定要多多关注,早发现早治疗,以免错过最佳治疗时间。

(二)女孩青春期发育过程与脊柱侧弯

在我国,一般把 12—18 岁这一年龄段看作是青春期。青春期是人体生长发育的第二个高峰,这一时期生理上发生巨大变化,身高、体重迅速增长,各脏器如心、肺、肝功能日趋成熟,各项指标接近或达到成人标准。一般情况下,女孩青春期要比男孩早一年左右,从乳房开始发育到月经初潮,需 2—3 年,继而腋毛、阴毛长出,骨盆变大,全身皮下脂肪增多(尤其是胸部、肩部等),形成女性丰满的体态。男孩胡须长出,喉结突出,声音低沉,肌肉骨骼发育坚实,形成男性魁伟的体态。青春期是青少年生理发育和心理发展急剧变化的时期,是童年向成年过渡的时期,也是人生观和世界观逐步形成的关键时期。

青春期发育过程,首先是性的发育,包括性腺(卵巢)、内外生殖器官和第二性征的发育,其次是身体增长加速。

当女孩 13 岁左右时,卵巢逐渐增大,月经开始来潮。与之相应,子宫、阴道和外生殖器也逐渐增大、延长及成熟。上述这些变化,一般不露声色,往往不易引起人们的注意。但是,作为女性外在变化的第二性征却比较引人注目:9—10 岁时,乳房开始发育,这是少女第一次显示的第二性征,是青春期萌动的标志;11 岁时,阴毛出现;12—13 岁时,乳头乳晕继续增大,但仍与整个乳房轮廓浑然一体;阴毛继续增多,并向阴阜及腹壁中部发展,由细变粗,色素渐渐沉着。

女孩 13 岁左右(有的女孩较早),月经初潮,但一般还不规律,在头一两年内,卵巢功能尚未完善或成熟到足以排卵的程度;与初潮同时或稍后,腋毛长出,阴毛呈现女性特有的倒三角形分布,底边与耻骨联合水平相平行;乳晕区腺体发育,在已丰满增大的乳房上形成第二次隆起;14—15 岁时,可以呈现规律的排卵性月经;乳房发育成熟,乳头突出在轮廓鲜明的乳房上;16—17 岁时,发育接近成熟,骨骺愈合,身体停止生长。

女孩身高增长的开始时间早于乳房发育,并且大多数人在乳腺组织扩大到乳晕周围时达到高峰速度。此时身高平均每年增长 8 厘米,甚者达 10—13 厘米;同时体重也相应增加 5—6 千克,多者达 10 千克。此后,生长速度开始下降,月经初潮后继续长高的潜能有限,一般每年只有 3—5 厘米。从开始骤长到生长停止,女孩平均身高增长约 25 厘米。因此,仅仅是几年的光景,原本纤弱稚气的黄毛丫头就已出落成一个窈窕水灵的大姑娘了。

对于女孩来说,发病如果较早,在身体增长加速前就有脊柱侧弯,那就一定要积极治疗,坚持穿戴支具,定期复查。因为,身体长的越快,侧弯的进展就越快。如果月经初潮一年后才发现脊柱侧弯,那就要好得多,因为那时孩子的骨骼接近成熟,脊柱侧弯发展的可能性就小,但同时矫正也会比较困难。

(三)脊柱侧弯孩子的 Tanner 分期

对脊柱侧弯孩子来说矫形时机最为关键,医学界通过年龄、骨龄、身高等信息判断孩子处于发育的哪个阶段。此外,还有一个参数,那就是男孩女孩的 Tanner 分期。

正常的人群一生中有两个生长发育高峰期,第一次生长发育高峰期出现在婴儿期,第二次便是青春期了。青春期是从儿童过渡到性成熟的一个重要时期,最终获得生殖能力,是儿童发育的最后阶段。以性器官和第二性征的迅速发育及体格发育的加速为其主要特征,并伴有心理和行为诸方面的相应变化。随着年龄的增长,男女身体的生殖器官就会呈现出不同的体征,由此我们可以判断其生长发育进程,也就是我们通常所说的 Tanner 分期,一旦进入四期即标志着进入青春发育期。

1. Tanner 分期[1]

(1)Tanner 分期女孩乳房发育。

一期,发育前期,仅有乳房突出;

二期,乳腺萌出期,乳腺隆起,乳房和乳晕呈单个小丘状隆起,伴乳晕增大;

三期,乳房和乳晕进一步增大,但二者仍在同一个丘状水平面上,乳晕色素加深;

四期,乳头和乳晕突出于乳房丘面上,形成第二个小丘;

五期,成熟期,乳房增大,但乳房和乳晕又在同一个丘面上。

(2)Tanner 分期男孩睾丸发育。

---

[1] Tanner 分期:青春期发育的一种等级系统,以其提出者 J. M. Tanner 的名字命名。因为青年人成熟的速度不同,以年龄作为成熟的指标是不合适的。Tanner 等级系统以女性乳房、阴毛和男性生殖器、阴毛的渐进性发展顺序为基础。

一期,青春前期,睾丸和阴茎仍是儿童早期的大小比例,呈幼稚型;

二期,阴茎和睾丸增大,阴囊皮肤颜色变红,纹理改变,阴茎无变化,或变化很小;

三期,阴茎长度增加,睾丸和阴囊进一步增大;

四期,阴茎头增粗、发育,阴茎进一步增大,龟头露出,睾丸和阴囊继续增大,阴囊皮肤颜色加深;

五期,生殖器大小、形状达成人期水平,发育成熟。

2. 青少年时期是脊柱侧弯矫正的关键时期

正常来说,人在出生时脊柱呈 C 字形,即颈胸腰呈向后弓的状态。在婴幼儿时期,颈、腰开始形成向前弯的形状。一直到 14 岁左右,形状基本定型,完全成熟则要到 23—25 岁,正常的脊柱一共有 4 个生理弯曲。因此,14 岁以前是脊柱生长的关键时期,而脊柱矫正治疗与保健的最佳阶段则在 12 岁之前。

孩子脊柱发生侧弯时也会影响到正常的生理弯曲,会出现平背、腰前凸加大等现象,以及骨盆旋转和侧倾及脊椎呈 C 形或 S 形的侧弯症。其中,椎体在发生旋转的同时,整个脊柱形状也会出现扭转,引起“拧毛巾”效应。

目前脊柱侧弯的治疗方法主要有三种:(1)轻度定期随访观察,矫形体操;(2)支具治疗同时矫形体操;(3)手术治疗。医生会根据特发性脊柱侧弯的不同程度来选择治疗方法。国际最新的理念是尽可能通过支具等保守治疗方法来矫形和控制侧弯,避免进行手术治疗,因为手术的风险和后遗症非常多。

因此,面对处于青春发育期的青少年,家长和老师都应该特别注意其所特有的异常发育信息,尤其是在夏天孩子衣服穿着比较单薄时,一定要注意观察他们的身体外形。如果发现孩子有一侧肩膀比另一侧高,领口不平;一侧后背隆起;一侧髋部比另一侧高;女孩子瘦高发育早、双乳发育不对称,左侧乳房较大;两侧下肢不等长;腰部一侧有皱褶等外在的不良体征,那么就需要特别的警惕了。

此外,家长也可以给孩子做一些简单的接触诊查,比如让孩子立正后向前弯腰,观察后背是否对称,或是用手触摸脊柱的脊突,观察是否在一条直线上。

脊柱侧弯如果能在早期发现,70%的患者可以通过规范化的非手术治疗进行干预矫正。脊柱侧弯 Cobb 角在 30 度以内的,可以直接通过专用矫形器进行矫正。通过脊柱侧弯矫形器进行矫正是目前唯一被证明的在治疗脊柱侧弯上具有疗效的非手术治疗方法。而其他一些宣传的所谓推拿、针灸、牵引等可治疗脊柱侧弯的,不但没有效果,相反还可能会延误最佳的矫正时机。

(四)脊柱侧弯与体表异常

1. 剃刀背

脊柱侧弯发生后,脊柱在三维空间内都会出现畸形,不单单是在额状面内的向侧方弯曲,在矢状面内还会引起平背、腰前凸增大、颈椎反弓等畸形。在水平面内,椎体会发生旋转,导致连接在椎体上的肋骨也出现畸形,反映到背部,就会出现剃刀背。椎体旋转度数越大,剃刀背越严重。

脊柱侧弯在腰椎、胸椎、颈椎都有发生。但是,为什么胸椎侧弯时椎体旋转度很大? 这是由于人体各个部位的椎体形状不同导致的。如图 3-1 所示,在水平面观察各个椎体,A 和 B 分别是颈椎和腰椎,椎体的横径大于前后径起到了防止旋转的作用,同时,颈部和腰部强有力的肌肉韧带也帮助控制了旋转。C 是胸椎,椎体则前后径大于横径,较易发生旋转畸形,带动肋骨变形,形成剃刀背。

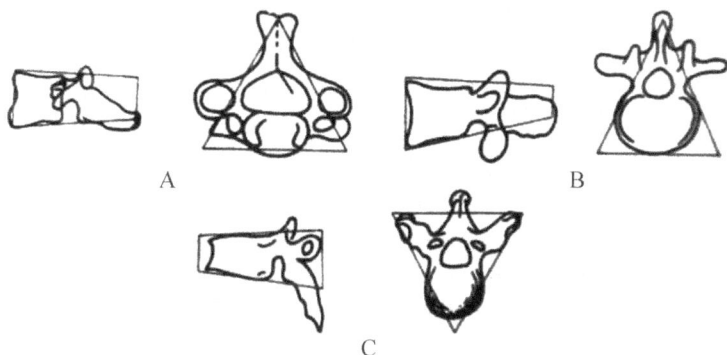

图 3-1　不同形状的椎体

2. 骨盆不水平

脊柱位于人体的中轴线上,而四肢对称地分布在脊柱左右两侧。当脊柱发生侧弯时,人体的站立平衡即被打破,引起一系列的身体变形。首先会引起骨盆的不水平。如图 3-2,当脊柱向左侧弯曲,身体整体偏移到骨盆的左侧,为了保持身体站立姿势,右侧骨盆被动升高,髂脊不水平,线 1 比线 2 低。如图 3-3,脊柱向右侧弯曲,左侧骨盆被动升高,线 1 比线 2 高。这两种骨盆不水平并不是由于腿部长短引起,不需要在脚底加补增高鞋垫,一旦加了鞋垫,人体自身建立的平衡会被打破,会加重脊柱的偏移。

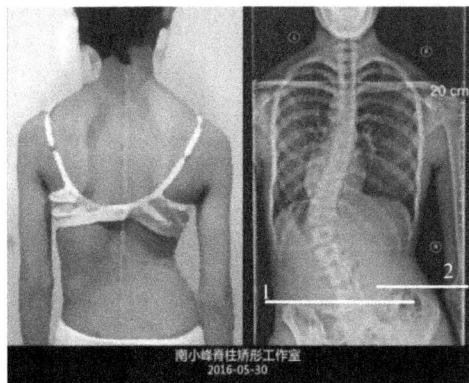

图 3-2　脊柱向左弯,右侧骨盆被动升高

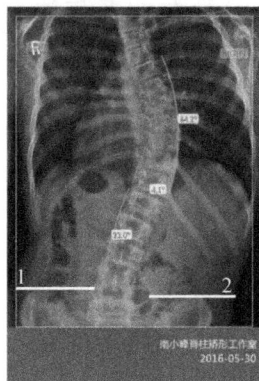

图 3-3　脊柱向右弯,左侧骨盆被动升高

3. 骨盆倾斜、双下肢不等长

孩子发生脊柱侧弯后,往往会伴有骨盆的问题,下肢的问题。一般有以下三种情况,一是下肢不等长伴有骶骨倾斜(如图 3-4),二是下肢等长伴有骶骨倾斜(如图 3-5),三是下肢不等长不伴有骨盆倾斜(如图 3-6)。因此,制作支具时需要先将下肢的问题解决,也就是脊柱的基础要先水平,再来矫形脊柱侧弯。在工作中,我们也发现,很多孩子的侧弯其实就是下肢和骨盆的问题引起的,将骨盆调正之后,侧弯马上好转。

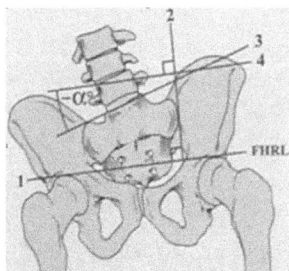

图 3-4　下肢不等长伴有骶骨倾斜

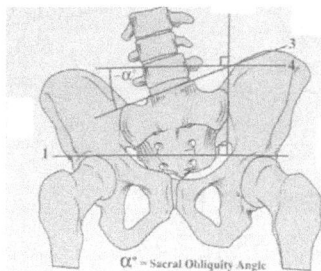

图 3-5　下肢等长伴有骶骨倾斜

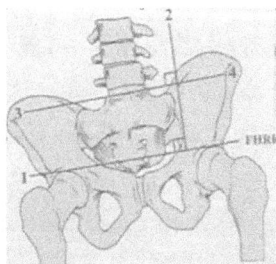

图 3-6　下肢不等长不伴有骨盆倾斜

(五)检查孩子是否脊柱侧弯

由于脊柱侧弯不疼也不痒,所以孩子即使发生脊柱侧弯,自己也感觉不到,这就需要家长来发现了。我们接触过的一些脊柱侧弯的孩子,他们的家长在给孩子洗澡或者换衣服时,意外地发现孩子脊柱不正,才带孩子来医院检查。能用手摸出来甚至能用肉眼直接看出来弯曲,那么弯曲度一般都在 30 度以上了,已经错过了治疗的最好时机,所以家长可以通过一个简单的弯腰实验(如图 3-7)来判断孩子是否有脊柱问题。

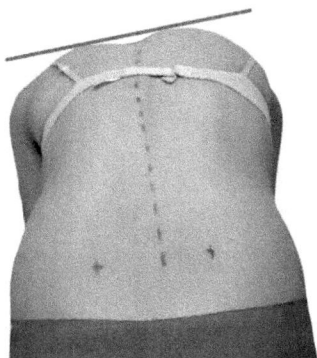

图 3-7　弯腰实验

弯腰实验具体方法为:家长和孩子面对面或站于孩子背后,孩子双手伸直,两条腿站直并紧,往下弯腰。仔细观察孩子背部两侧是不是一样平,如不平,脊柱侧弯的可能性很大,这样可以发现一些很轻的、早期的侧弯。

除了这个实验,平时也可以通过以下细节来判断是否脊柱侧弯:

(1)一侧臀部比另一侧高,腰部不对称;

(2)一侧肩膀比另一侧明显突出或"增大";

(3)领口不平,一侧肩部比另一侧高;

(4)女孩双乳发育不均等,一侧的乳房往往较大。

(六)脊柱侧弯国际通用的治疗标准

脊柱侧弯比较复杂,国内的治疗方法也有很多,比如中医调理、推拿、竹片捆绑等方法,但效果不甚明显。现将国际通用标准发布,各位家长可以自己对照标准,做到心中有数。

1. 儿童（没有成熟标志）

（1）Cobb角小于15度：观察（6—12月复查一次）。

（2）Cobb角在15—20度之间：门诊体操矫形，每周两次，三个月后，可以两周进行一次。同时进行家庭体操训练。

（3）Cobb角在20—25度之间：门诊体操矫形，需要一个3—5周的密集训练（每天4—6小时）。

（4）Cobb角大于25度：门诊体操矫形和支具矫形（每天穿戴12—16小时）。

注：没有成熟标志，即孩子没有进入第二青春期，男孩尚未开始变声，女孩没有乳房发育等特征。

2. 儿童和青少年，Risser① 0—3，（女性乳房发育到月经初潮）

此段时期为女性发育高峰期，身高增速最明显。这个时期最关键。

（1）Cobb角小于15度：观察（每三个月复诊一次）。

（2）Cobb角在15—25度之间：门诊体操矫形，定期的密集体操矫形康复训练。

（3）Cobb角在25—45度之间：门诊体操矫形，定期的密集体操矫形康复训练＋支具矫形（每天16—22小时）。

3. 儿童和青少年，Risser 4（月经初潮开始）

（1）Cobb角小于20度：观察（6—12个月的时间间隔）。

（2）Cobb角在20—25度之间：门诊体操矫形。

（3）Cobb角在25—35度之间：门诊体操矫形，密集的体操矫形康复训练。

（4）Cobb角大于35度：门诊体操矫形，密集的体操矫形康复训练＋支具（每天大约16个小时足够）

4. Risser 4—5（月经后两年，发育结束前）

（1）Cobb角在25—30度之间：门诊体操矫形。

（2）Cobb角大于30度：门诊体操矫形，定期密集的体操康复训练。

（七）脊柱侧弯弯友如何少走"弯"路

如何才能少走"弯"路？这也是笔者写博客和本书的目的。其实，脊柱侧弯

---

① Risser征：骨骼成熟度，从髂嵴上的骨化阶段间接判断椎骨的骨化程度，分0—5级。5级意味着骨骼成熟。Risser征基于X线片观察。

的诊断很简单,治疗方法也非常明确。Cobb 角 20 度以下——观察,配合矫形体操。家长也不用太紧张,毕竟已经发现了,也就在控制之中。Cobb 角 20—55度——有效的支具矫形,配合个性化的矫形体操。保证支具穿戴时间,一般每天要戴 22 小时,并配合每天半小时的锻炼。定期复查,定期更换支具。超过 55度——建议手术治疗,但也要根据年龄、孩子意愿等因素综合考虑。毕竟手术中有风险,手术后有后遗症和并发症。

以下说说家长的误区:

(1)期望以锻炼矫正侧弯,每天游泳几千米,吊单杠几个小时等。所花时间太多,占用了支具矫形时间。

(2)通过按摩、牵引、瑜伽等方法来矫正,但保守治疗被证明有效的只有支具和矫形体操。

(3)自己研究方法,通过视频、看书来得到一些方法给孩子使用。

(4)持续紧张。孩子得了脊柱侧弯,家长每天看脊柱有没有变直,测量身高过于频繁,给孩子也造成很大的心理压力。其实,三个月测一次身高就够了。

(5)希望矫正到 0 度。脊柱侧弯矫形一般都会给体内遗留一些度数,这些度数不会有什么影响。20 度以下,外人也很难发现。

附

1. 脊柱侧弯介绍视频地址:http://v. youku. com/v_show/id_XNDk4OTgwMzA4. html

2. 各种脊柱侧弯矫形器介绍视频地址:http://v. youku. com/v_show/id_XNDk5OTc1MzQ0. html

3. 脊柱侧弯发展过程视屏地址:http://v. youku. com/v_show/id_XNTE1MzgwOTM2. html

二、脊柱侧弯与 X 线片

家长一旦发现孩子背不平,应该尽快带孩子去医院拍片检查,第一次拍片最好就拍"全脊柱站立位正侧位片",因为有的医院拍不了或者医生不知道,导致拍的片子以后不能用。确诊度数和治疗方案后,如果要支具矫形,那就需要再加拍三张片子,分别是躺位正位片和左、右侧曲位(站立矫形位)正位片,主要目的是确定支具矫形的目标和矫形器制作时的生物力学方案。当然,家长会担心拍片有辐射,这是无法避免的,建议家长给孩子买铅内裤保护生殖系统。

(一)戴支具拍的 X 线片怎么看

通过一段时间的努力,很多家长都知道戴支具一定要拍片,检查支具效果,但还是有很多孩子戴着不合格的支具,这是为什么? 主要是家长们不会看戴支具的 X 线片。在这里以一张真实片子举例来教大家怎么看。如图 3-8,支具一般会有金属的方扣。第一步就是测量角度,选用同样的椎体来对比。很多地方拍了片子,但不给你测量,眼睛一看就说直了很多,敷衍过去。这个时候一定要坚持,孩子拍 X 线片,就是为了看支具效果,不测量角度,效果如何判断? 第二步是看空间,支具和身体之间是否有空间给孩子发育。

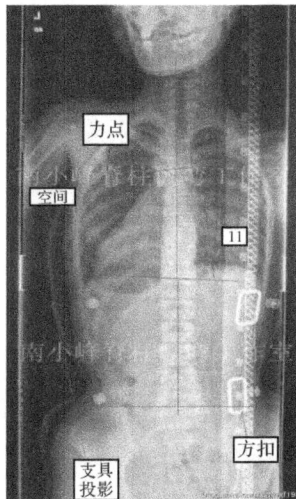

图 3-8　支具片检查信息组成

戴支具拍片除了能检查侧弯度数、释放空间、力点位置等信息,还可以看到椎体旋转度的改变、脊柱整体平衡性、肋弓间隙是否拉开,如图 3-9。

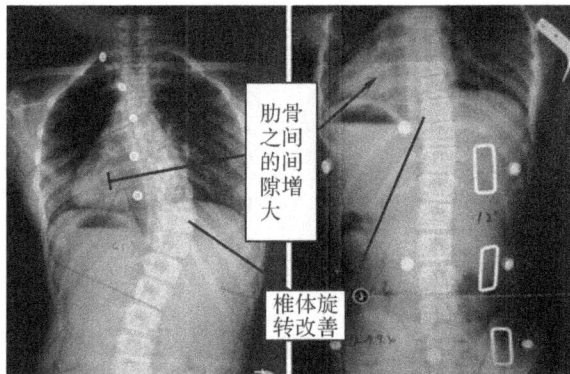

图 3-9　戴支具后椎体旋转改善

(二)如何通过 X 线片判断椎体旋转程度

孩子脊柱侧弯后,从体表上观察,首先是背部高低不平,这就是椎体旋转造成的,俗称剃刀背。椎体旋转越厉害,剃刀背越明显。那么如何通过 X 线片判断椎体的旋转程度呢？国际上通用的方法是通过椎弓根投影到片子上的类似两个小眼睛来判断，如图 3-10 所示：

　　0 度——正常，椎体无旋转。

　　1 度——双椎弓根影向凹侧移位，但凹侧的部分不消失。

　　2 度——凸侧椎弓根影向中线移位，凹侧的部分消失。

　　3 度——凸侧椎弓根影移到中线，凹侧的完全消失。

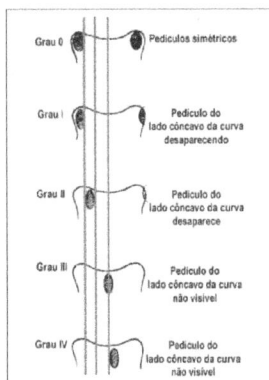

图 3-10　椎体旋转程度参照表

　　4 度——凸侧椎弓根影越过中线。

三、脊柱侧弯与支具

　　矫形体操、支具和手术是治疗脊柱侧弯公认的三种方法。在给众多的脊柱侧弯儿童做支具的过程中，有很多的家长听某个家长说锻炼、牵引、按摩、电刺激等方法有效，就想当然的每天吊单杠几个小时、游泳几千米等，希望孩子的侧弯很快变直，殊不知很多时候却是本末倒置。在众多治疗脊柱侧弯的方法中，矫形体操、支具和手术才是有效的，其他的都是辅助。比如锻炼或者一些瑜伽动作，可以使脊柱柔韧性更好，肌力更强。可是光做这些动作是不能矫形的，必须靠支具矫形。

　　支具治疗脊柱侧弯的生物力学原理。国际上关于支具矫形的研究很多，一些学者研究的骨骺压力法则认为：骨骺（骨骼不断生长的中心）所受压力增加，骨的生长就会受到抑制；骨骺所受压力减小，骨的生长就会加速。支具治疗的生物力学原理是：顶椎区椎体凹侧生长终板负载减小，从而刺激凹侧区的椎体生长。这就是支具矫形最根本的原理。所以，如果脊柱侧弯后，不进行支具矫形，单靠锻炼很难控制。人体的重量在椎体上的不均匀分布，导致椎体发育一边厚一边薄，脊柱侧弯不断加重。

　　支具治疗脊柱侧弯有效率的研究报告。在我们治疗脊柱侧弯的过程中，很多家长总是在问：矫形器有效率是多少？到底有没有效？对此，国内尚没有机构专门研究，下面介绍一项国外研究机构的研究结果。

1995 年，Nachemson 等人在脊柱侧弯研究学会（SRS）的组织下，对欧美多家医疗中心在过去 10 年间治疗的青少年特发性脊柱侧弯典型病例进行分析，选择胸椎或胸腰段右侧弯且角度在 25—35 度之间的 10—15 岁女性患者，分为三组，随访时间至少 5 年以上，以骨成熟前连续两次拍片角度增加 5 度以上为失败。三组随访结果如表 3-1：

表 3-1　随访结果

疗法	（例）	有效率（%）
腋下型矫形器	111	74
单纯观察	128	34
体表电刺激	46	33

注：20 世纪 80 年代末停用电刺激疗法。

此报道因病例选择严格，其结果受到国际普遍认可。

（一）支具与年龄

1. 婴幼儿时期发生脊柱侧弯

如果是先天性脊柱侧弯，那就要从小开始矫形，由于婴幼儿太小，皮肤娇嫩，而且对外力的承受能力有限，不能穿戴矫形效果好的色努支具，一般采用三点力的软性拉带（如图 3-11），等孩子年龄稍大，再更换成色努支具。日常生活中，对于孩子的坐姿和家长抱孩子的姿势都要注意，从每个方面去矫正侧弯。

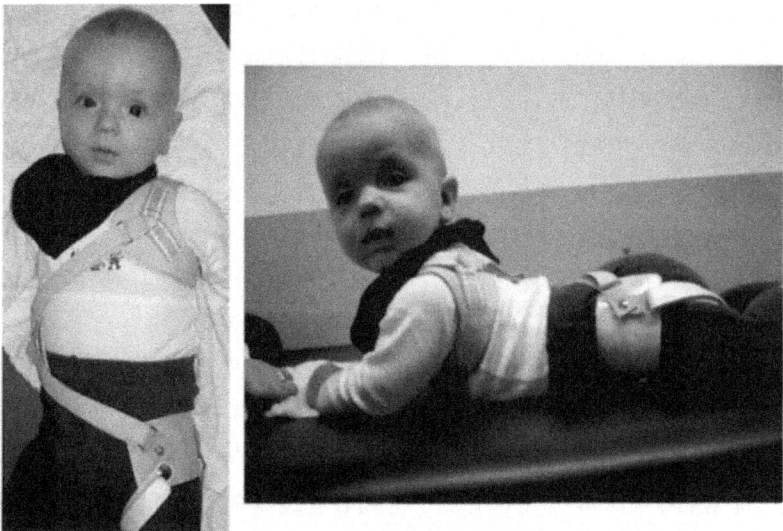

图 3-11　三点力软性拉带

2. 3 岁小孩特发性脊柱侧弯

特发性脊柱侧弯一般易发于青春期的女孩,但也有一些孩子发病早,在 3 岁左右就发病。孩子发病这么早,如何进行支具矫形?下面通过一个实例来说明。(为了保护孩子的隐私,隐去孩子姓名。)

赵某,男,3 岁,身高 102 厘米。发现特发性脊柱侧弯半年多。主弯在胸部,Cobb 角 24 度。为了让孩子在白天能很好地活动,我们为其设计了夜用型支具(孩子生长发育主要在晚上)。戴支具拍片,Cobb 角 0 度,矫正率 100％(如图 3-12)。白天由家长注意孩子的站姿和坐姿,以及家长抱孩子、牵孩子走路的姿势等。对于年龄小的孩子矫形时要注意以下事项:

(1)3 岁的孩子骨骼较软,肋骨压力点位置容易变形。一定要注意穿戴时间,在能控制的情况下,尽量减少穿戴时间,减少支具副作用。

(2)孩子发育较快,支具要有足够的空间,定期复查,定期更换支具,不要影响孩子正常发育。

(3)孩子治病时间长,拍片次数多,一定注意防护。

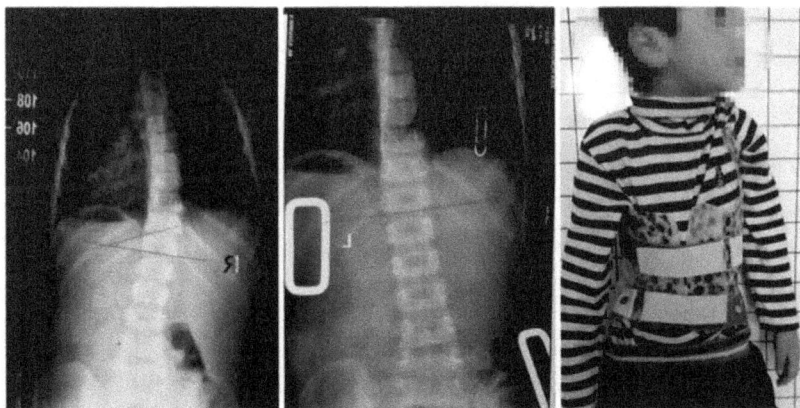

图 3-12　3 岁男孩穿戴夜用型支具

3. 逐渐减少支具穿戴时间的情况

我们都知道脊柱侧弯的矫形必须在孩子的发育期进行,成年后侧弯定型,支具很难矫正。那么支具戴到什么时间就要逐步地减少穿戴时间,最终停用呢?医学上有三个标准,分别是孩子的骨龄到五级,身高一年没长高,女孩月经初潮后三年。这三个标准同时达到,就可以逐渐减少穿戴时间。所以,不是单一的凭借年龄来判断穿不穿支具。

4. 成年以后如何应对脊柱侧弯

脊柱侧弯在成年后会不会发生进展，主要是看侧弯角度，如果是 30 度以下，一般不会发生进展，平时多注意站姿和坐姿，锻炼腰背肌，减少脊柱负重，尽可能维持度数即可。如果是 45 度左右，每年大概进展 1—2 度。所以，需要终身练习施罗斯矫形体操，以维持度数。

另外，支具矫形脊柱侧弯主要是在孩子的生长发育期，一旦椎体的环状骨骺融合，脊柱不再生长，支具矫形就结束了，这时，体内都会遗留一些度数。那么，成年后的脊柱侧弯应该怎么办？主要目标是维持度数，减少背疼，增加肺活量。平时必须注意站姿和坐姿，减少脊柱负重，锻炼腰背肌。腰弯大的脊柱侧弯患者需要长期坐着或提重物时可以穿戴腰围保护，将增加的重量分担到肌肉和腰围上，减少脊柱负重，维持度数。单胸弯或者 S 弯的患者则需要定期进行呼吸训练，多游泳，增加肺活量。同时要进行定期的矫形体操训练，减少背疼，维持度数。

（二）不合格支具害人不浅

1. 案例一

特发性脊柱侧弯的孩子大部分要依靠支具持续矫形，支具每隔半年到一年要更换一次。在戴支具的过程中，家长最担心的是孩子因为戴支具影响发育。其实，色努式脊柱侧弯矫形器真正和身体接触的面积大概只有 1/3，给孩子的骨骼发育预留有很大的空间，孩子通过呼吸运动和躲避压垫动作，提高了矫形的效果。但我们也发现很多地方制作的支具包覆面积太多（有的还用竹片捆绑身体），空间不够，长时间

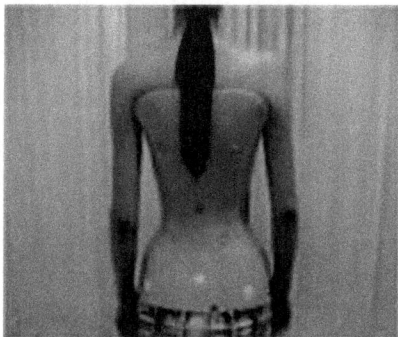

图 3-13　支具包覆过多，空间不够

穿戴会引起肋骨变形等问题，需要家长注意。如图 3-13 所示的支具，就有很大的问题。

2. 案例二

脊柱侧弯吧有一位家长给孩子咨询支具，笔者发现其孩子的支具问题非常

严重,在此指出,希望可以帮助各位弯友进一步认识不合格的支具。这个孩子侧弯 55 度,戴支具拍片为 45 度。只矫正了 10 度,矫正率为 18%。但引起的副作用却不小(如图 3-14),因此这个支具严重不合格。

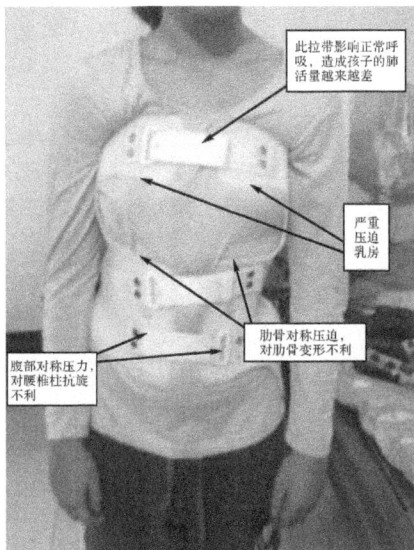

图 3-14 不合格支具示例

3. 案例三

有一例侧弯孩子的支具做得很不好,效果如图 3-15。戴支具和不戴支具仅差了 6 度,矫形的度数太少。图 3-16 显示,孩子戴上支具乳房部位受压,影响孩子发育。整体看来,该支具不但没有矫正脊柱侧弯,反而影响孩子生长发育,严重不合格。在此提醒各位家长,如果碰到类似支具,一定要尽快给孩子更换。

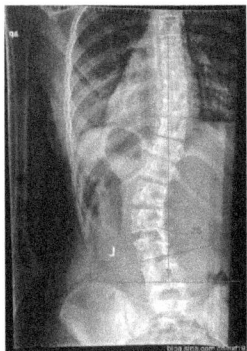

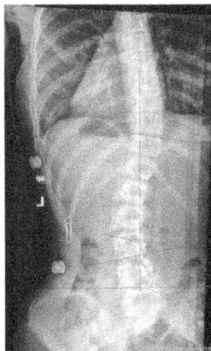

图 3-15 支具前后仅差 6 度

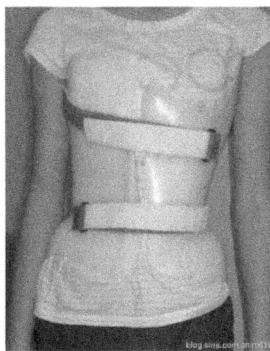

图 3-16 支具压迫乳房,影响发育

4. 案例四

图 3-17 显示的片子,是笔者之前帮一位家长分析的,看到这样的支具效果,笔者很着急。为了避免其他人重复他们的弯路,笔者把他孩子的病例在这里说明一下。20 度那张是戴支具拍的片子,23 度那张是不戴支具拍的,说明整个支具矫形效果很差,或者说没有矫形度数。因为如果人躺下拍片,也会有 10 度的改变,而支具只矫正了 3 度,基本上只能算测量误差。如果孩子一直戴这样的支具,不仅没有作用,而且还会耽误孩子仅有的矫形时间。

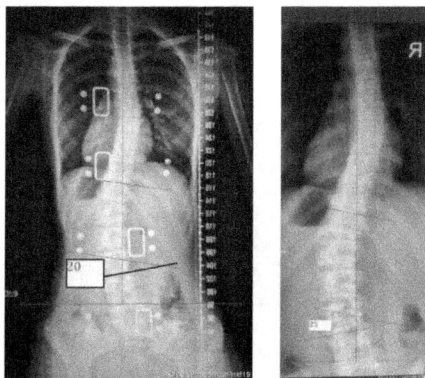

图 3-17　支具前后仅相差 3 度,矫形效果很差

5. 案例五

通常,支具型胸廓指的是由于支具空间不够导致的肋骨发育畸形。此案例探讨的就是这个问题。

王某,女,2012 年 6 月发现脊柱侧弯,于 2012 年 7 月在北京某部队医院定制矫形支具,2012 年 12 月更换第二个支具。图 3-18 显示的是更换后在当地复查拍的片子。通过和正常的胸廓 X 线片对比,我们明显地发现胸廓被支具限制,肋骨被挤压变形,并顺着支具的形状在发育,严重影响了心肺的发育空间。一般较合理的支具和身体的接触面积大概只有 1/3,其他位置都是预留给孩子发育的空间,这也是很多家长觉得支具不贴身的原因。图 3-19 是笔者制作的支具,左图为孩子发现脊柱侧弯时的片子,右图为戴支具一年后复查的片子,而且是戴支具的情况下拍的,可以看到肋骨的情况良好。

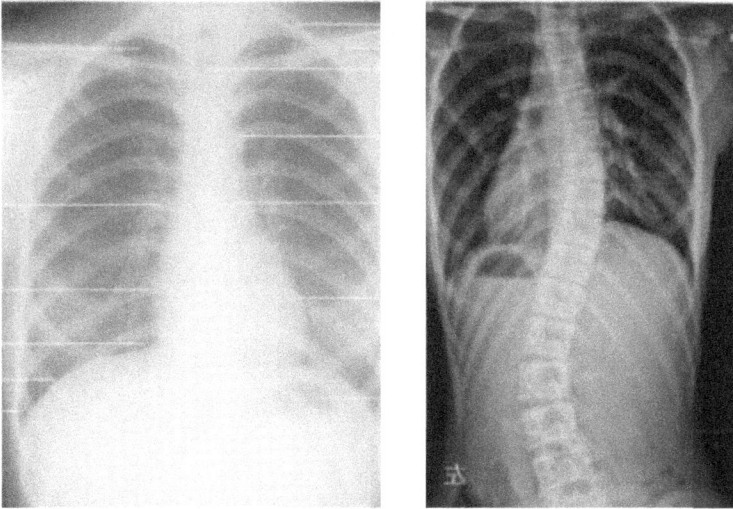

图 3-18　正常胸廓和支具型胸廓

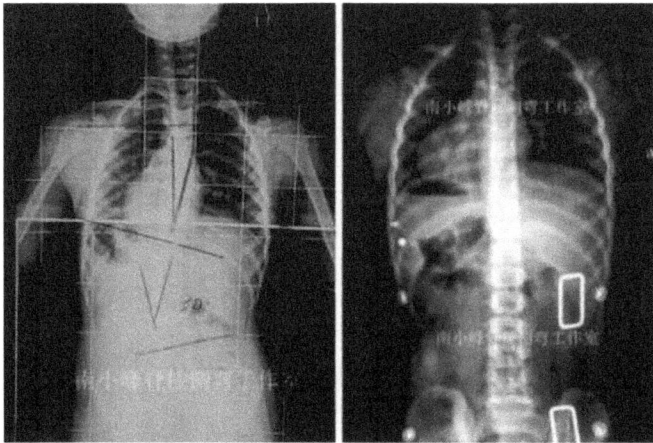

图 3-19　戴支具一年,肋骨情况良好

很长时间以来,笔者在网络上给很多孩子检查支具效果,发现太多效果很差的支具,但孩子和家长却一直苦苦坚持。岂不知这苦没有换来很好的效果,还耽误了孩子宝贵的矫形时间,实在是害人不浅。

6. 案例六

特发性脊柱侧弯大部分为胸右腰左的 S 型弯曲,胸椎和腰椎由于解剖结构不同,矫正也有难易之分。对于腰椎弯曲来说,支具矫正力可以直接加在腰椎上,矫正起来较容易。但对于胸椎弯曲来说,支具矫正力需要通过肋骨将力传递到脊柱上,矫正起来稍困难。所以,很多时候支具师和家长都会担心矫正力造成新的肋骨畸形。这里就肋骨和胸廓问题简单说明一下:

(1)支具内的空间要足够大,这对于凹侧肋骨发育很重要,这方面的内容笔者前面写过——支具型胸廓。

(2)呼吸训练很重要,包括胸式呼吸和腹式呼吸,可以让肋弓向上提,促使胸廓正常发育。

(3)增强脊柱柔韧性。如果孩子脊柱很僵硬,支具又施加给肋骨很大的矫正力,肋骨不能矫正脊柱的时候,肋骨被夹在中间,就会造成畸形。所以,在矫形初期,拉开凹侧的肌肉和韧带很重要。

一个侧弯孩子家长曾问:"如果孩子柔韧性很好,但支具师说为了防止肋骨变形,侧弯度数只矫形几度,是否合理?"其实,如图 3-20、图 3-21 所示,不戴支具和戴支具只差 4 度,矫形力度明显不够,人体在躺下时脊柱自我恢复的度数也比这个度数大,佩戴这样的支具,孩子宝贵的矫形时间有可能被耽误。而肋骨变形已经存在,需要通过拉开凹侧肌肉韧带,增强脊柱柔韧性,同时加强呼吸训练,改善肋骨问题,而不是牺牲脊柱的矫形时机。

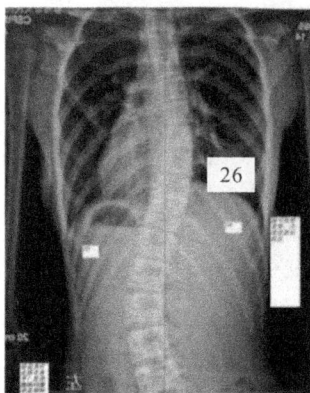

图 3-20　不戴支具拍片　　　　图 3-21　戴支具拍片

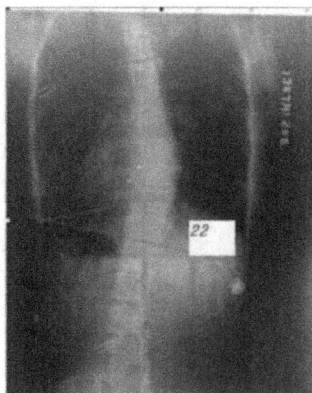

笔者从事假肢矫形器行业也快 20 年了,是我国第一批学校培养出来的假肢矫形器制作师,对行业内的很多弊病也是深有感触。假肢做的合不合适,患者自己可以感觉出来,也可以通过走路看出来。但脊柱侧弯患者戴上支具效果如何,则完全没有标准,本来应该由医生来监督,但是医生又不懂支具,只管开单子。

医院的矫形支具都是外面的厂家提供的,厂家的技师水平参差不齐,对有没有效果根本不关心,因为都是计件拿奖金。笔者见过太多厂家的技术员都是在市场随便招的,根本就没有进行过任何的专业学习。倒霉的就只有广大的侧弯患者。所以,在这里告诫患者一定要看谁给你做支具,而不是哪个医生给你诊断。

笔者总结了一下,如果有以下四种情况,最好先不做支具。

(1)不取模具的支具最好不要做。脊柱侧弯支具的正常工艺是先取石膏阴模,再灌成石膏阳模,进行修整,最后才能得到一个理想的支具。不取模型的方法,一般做成波士顿式,此类型支具矫形力度差,预留空间小。

(2)里昂支具最好不要做。里昂支具可调性强,透气。但有两个大的缺点:一是拍片时脊柱被金属枝条挡住,矫形效果很难判断;二是由于板材被分割成很多小块,整体矫形效果不好,同时价格也被炒得很高。

(3)取型人员和修型人员不是同一个技师的不要做。支具最关键处在于修型人员的技术,但如果修型的技师都没见过孩子,只是凭借片子来做,很多时候修的模具就有问题,做好的支具自然也效果不佳。

(4)无国家注册矫形器制作师证的人员给孩子做支具时,最好不做。脊柱侧弯支具属于矫形器里面最复杂的,是对脊柱在三维空间进行矫正。无证人员的技术较差,很难给孩子做一个合格的支具。

(三)戴支具过矫正位是否合适

我们通过支具矫正特发性脊柱侧弯,主要是根据孩子的柔韧性和侧弯度数等信息来确定矫形目标。一般戴支具都可以矫正一半左右。但对于柔韧性好、度数小的孩子,戴支具拍片会有过矫正位的情况。我们以一个真实病例来说明。如图3-22,王某,女,腰左弯20度,脊柱柔韧性非常好。戴支具拍片,腰右弯6度,则过矫正位。对于过矫正位需要注意的事项,我们总结如下:

(1)不能过矫太多,以10度为限,5度左右最好。去掉支具,侧弯反弹回来就刚好到中立位。

(2)在穿戴时间上,可以只穿半天,晚上过矫,白天反弹回来。每三个月根据情况调整穿戴时间。

(3)需要注意是否在同样的位置过矫正位。有的侧弯孩子的过矫只是视觉误差。

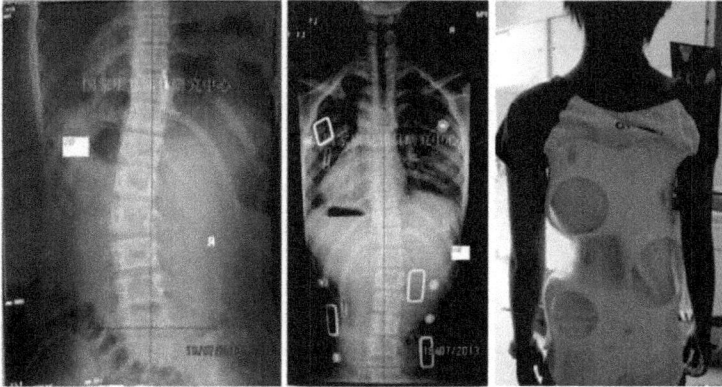

图 3-22　支具片过矫正位 6 度案例

对于特发性脊柱侧弯来说,保守治疗很难将脊柱矫形到理想的 0 度。在治疗结束时,或多或少的会残留一部分度数,这些度数会伴随孩子终身。如何让残留度数在孩子成年后得到稳定,Weiss 博士家族经过三代人的努力,有着十分丰富的经验,那就是支具内的脊柱不一定要笔直,但一定要改变身体变形的趋势。所以,他看的要长远的多。

图 3-23 是一个经典的案例,这个孩子来自挪威,14 岁,胸右弯 54 度,身体变形的趋势是骨盆不断地向左,胸部不断地向右。穿戴 Weiss 博士的 GBW 支具 6 周,身体变形的趋势完全被扭转,骨盆和胸部的位置关系得到改善。

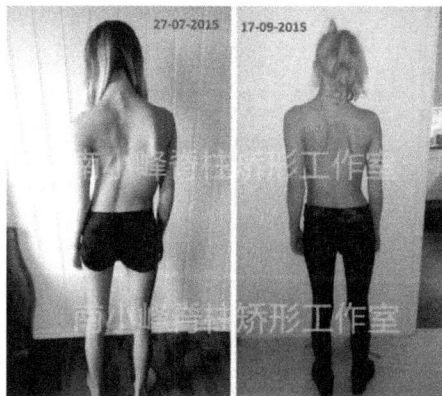

图 3-23　通过支具改变身体变形趋势的挪威女孩

如果身体变形的趋势没有扭转,成年后侧弯将会不断地加重。图 3-24 是最近来工作室学习施罗斯体操的一位成年女性,35 岁左右,侧弯度数 55 度。据患者自己描述,十年前侧弯度数约 45 度,基本上每年增加 1 度。从图中可以看出,该患者的胸椎部位偏离中线很远,身体变形的趋势很严重。

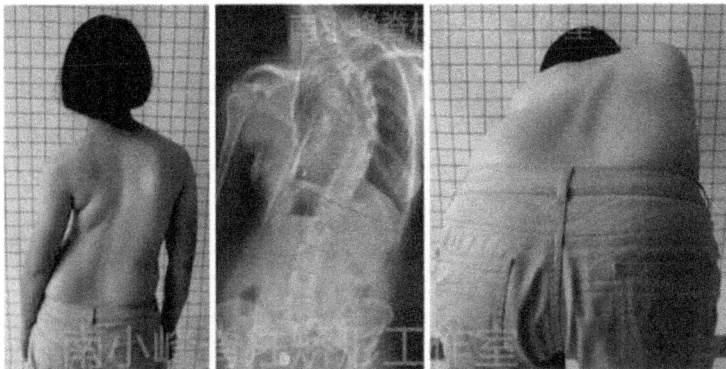

图 3-24 身体变形趋势不改变导致不断加重

(四)如何保证支具的有效性

保守治疗脊柱侧弯,主要依靠支具和矫形体操,其他方法都是辅助。同时,影响矫形效果的因素非常多,最重要的有以下五点:

(1)使用合格有效的支具,不影响孩子发育,尽可能隐蔽和舒适。

(2)保证支具穿戴时间。再好的支具,孩子如果不能很好地穿戴,矫形也就无从谈起。在孩子的发育高峰期,每天一定保证 23 小时的穿戴时间。所以,孩子的思想问题一定要解决,让孩子时时刻刻地穿到支具师要求的最佳位置。

(3)配合正确的锻炼方法,如施罗斯的矫形体操。不要做任何牵引类的动作,如吊单杠等。

(4)矫形时机。孩子越小,度数越小,越好矫形。所以,一定要抓住最佳时间,孩子一天天发育,矫形也会一天天变得困难。

(5)定期复查。支具矫形是动态的,每三个月一定要复查一次,以便支具师根据孩子的情况不断调整,保证支具最佳矫形效果。

笔者一直从事矫形器的一线临床制作,发现很多地方制作脊柱侧弯矫形器后,不给患者戴支具拍片,就让患者带走支具,而患者家属又不懂,就这样稀里糊涂地让孩子痛苦地穿着支具。我们且不说为了支具花去的金钱和忍受的痛苦,关键是如果戴了一个没用的支具,患者耽误的是仅有的几年治疗时间,这对患者极其重要。所以,我要强烈地告诫各位家长,不管你在哪里制作的矫形支具,技师完成支具后，一定要让孩子穿上支具再拍一次 X 线片，不要过分担心辐射积累。拍完后和没穿支具的片子比较，一般 Cobb 角 30 度的，可以马上变成 15 度，这是合格，也就是支具有用，你们的坚持会有一个好的结果。如果只矫正了几度，那支具必须重新制作。

理想的脊柱侧弯支具必须由同一个技师完成全部的制作工艺，即诊断分析侧弯类型——取石膏阴模——调整石膏阴模——修石膏阳模——给孩子调试支具——拍片——根据戴支具片微调——教矫形体操。只有这样，才能制作出理想的支具。我们针对每一个侧弯孩子，根据片子研究脊柱的生物力学矫形方法，取型时观察身体三维空间内的畸形，做出标记。同时要了解孩子的柔韧性、脊柱平衡性。根据这些信息，才能进行石膏修型等其他工艺。并且全部工作由同一个技师独立完成，最终给孩子一个理想的矫形支具。

（五）穿戴支具

1. 穿戴时间

脊柱侧弯按致病原因可分为先天性的、特发性的、神经肌肉疾病引起的三种。如果按发病年龄又可分为 0—3 岁、4—9 岁、大于 9 岁三种。不同的年龄阶段，每天的穿戴时间也不同。0—3 岁阶段，支具以软性的为主，通过不同的抱法、睡觉姿势等来矫形，穿戴时间要在每天 22 小时以上。4—9 岁阶段，孩子的发育比较缓慢，根据不同的度数可以适当减少穿戴时间，尽量减少对孩子的影响。度数小的可以只在晚上穿戴，度数稍大的可以每天穿戴 16 小时左右。大于 9 岁阶段，孩子进入第二个发育高峰期，此阶段最关键，控制不好的话，很容易导致角度增大，这个阶段应严格控制穿戴时间和穿戴支具的松紧位置。

脊柱侧弯矫形是希望通过外力将脊柱重新推回到正常位置，这样，椎体凸侧的骨骼受到压力，生长减慢，椎体凹侧得到释放，生长加速。脊柱力线逐步恢复正常。所以，必须戴够时间，让脊柱长时间保持在很好的位置生长。但为什么又不戴 24 小时？因为戴支具会引起肌肉萎缩、关节僵化，需要做一些矫形体操减少副作用。而且，人还要洗澡、换衣服，包括皮肤也需要休息，这些都会占用时间。

2. 正确穿戴程序

脊柱发生侧弯后，Cobb 角越大，脊柱所能承受的纵向力量越差。由于身体的重量不同，柔韧性好的孩子在站立位和躺位的片子角度相差十几度。所以，在躺位穿戴色努支具，脊柱在支具内更直，矫形效果更好。躺下穿好支具后，可以双手叉腰,再用力向下推支具,将脊柱再牵引一下。尽量保持脊柱在支具内是最好的矫形位置。

起初穿戴矫形器时需要家属帮助,以后患者自己要逐渐学会穿戴(有条件最好采取卧位穿戴支具)。矫形器的穿戴方法如下:

(1)将矫形器置于身体侧面,然后将其掰开穿入。

(2)确保所有搭扣处于矫形器的外面。

(3)将矫形器向下推,使骨盆围托左右对称的将髂嵴完全包住、无压痛。

(4)身体站正,将尼龙搭扣穿过扣环。

(5)一手推住矫形器的压力面侧,另一只手将与之对应的尼龙搭扣向压力面侧拉紧。

(6)先系上最下面的搭扣,再系上最上面的,然后系上中间的,最后把所有的搭扣系紧。

(7)重复拉紧每个搭扣,直到矫形器足够紧。不要一次把某个搭扣拉紧。

穿上矫形器后,确保矫形器的位置合适,没有移位。矫形器应该尽可能穿戴得紧,搭扣系紧的位置应超过起初系紧的位置。测量两个搭扣的宽度,或用色笔画出穿戴的位置,确保每次穿的一样。

了解了矫形器的穿戴时间和穿戴方法后,还要注意以下几点:

(1)经过两到三周的适应期后,每天应穿戴22小时。

(2)每天注意观察皮肤。

(3)在矫形器内穿一件贴身的无扣纯棉衣服。

(4)正确地将矫形器穿至合适的位置。

(5)每天坚持体操锻炼。

(6)逐渐增加每天穿戴矫形器的时间,直至达到穿戴目标。

(六)支具与皮肤护理

对于脊柱侧弯的小孩来说,夏天是最难忍受的一段时间。不但要忍受酷热,还要尽可能地隐藏支具,不被别人发现。但对于我们技师来说,最关心的还是皮肤问题。因为天热,出汗较多,皮肤在压力下容易出现压疮,如果出现这种情况,估计要三四周不能穿戴支具,可能很长时间才达到的矫形效果一下又反弹回去,处于生长发育高峰期的小孩还可能侧弯加重。所以,在这里普及一些皮肤问题的成因及应对策略,帮助孩子避免出现严重皮肤问题,轻松度过夏天。

1.皮肤问题

由于支具对脊柱皮肤有很大的矫正力,尤其是肋骨和胸廓,如果护理不好很容易出现皮下囊肿、皮肤压疮等问题。下面先介绍一下这两种皮肤问题。

（1）皮下囊肿（如图 3-25），是由于支具长期压迫皮肤，皮脂腺导管阻塞后腺体内因皮脂腺聚积而形成的囊肿。

这是一种良性皮肤肿瘤，很多人都曾有过长粉瘤的经历，尤其是处于生长发育旺盛期的青年人。皮脂腺囊肿好发于头皮和颜面部，其次是躯干部。由于其深浅不一，内容物多少不同，因而其体积大小不等且差距很大，小的如

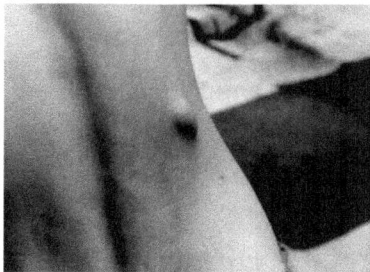

图 3-25　皮下囊肿

米粒大小，大的如鸡蛋大小，往往被诊断为脂肪瘤、纤维瘤等。皮脂腺囊肿生长十分缓慢，但患者仍能感到其在逐渐增大。

（2）皮肤压疮（如图 3-26），系身体局部长期受压使血液循环受阻，引起皮肤及皮下组织缺血而发生水疱溃疡或坏疽。

长期压迫且集中于身体某一部位足以使局部血循环受阻而导致组织缺氧，从而引起组织损伤和坏死。若继续受压会导致全层皮肤坏死缺损，产生的溃疡易导致细菌感染。由于溃疡基部及边缘的毛细血管和静脉淤血，加之逐渐形成大量肉芽组织，使溃疡或坏疽区在皮下迅速穿凿扩大，数天内直径可达 3—6 厘米，穿凿范围可距边缘 8—10 厘米，向深部发展可累及骨膜甚至骨质，引起局灶性骨膜炎或骨髓炎。

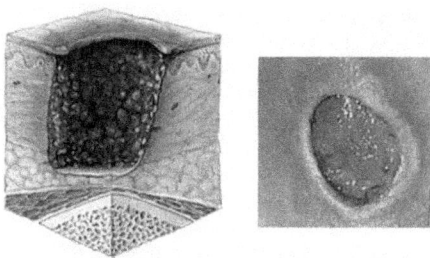

图 3-26　皮肤压疮

一旦出现以上两种皮肤问题，首先要停用支具，解除致病原因，然后去正规医院皮肤科或骨科治疗，等皮肤完全恢复才能重新戴支具。

2. 应对策略

（1）每天洗澡，保持皮肤清洁。

（2）用酒精按摩骨盆部位及压力面部位的皮肤，以此增加皮肤的耐受性。坚持按摩，直到皮肤有很好的耐受性为止。

（3）经常观察皮肤的颜色，正常情况下穿戴矫形器一段时间后，脱去矫形器，压力点的皮肤应是樱桃红色，且在30分钟内能自然恢复。如果30分钟后皮肤仍然发红，则应该及时调整矫形器。

（4）在矫形器的下面穿一件贴身的无扣纯棉衣服。衣服的长度要超过矫形器的长度。出汗较多的时候，可以半天换一次衣服。

（5）矫形器应尽量系紧，以免磨破皮肤。尤其是在压力点位置，衣服不要出现褶皱。

（6）热天最好在矫形器里面或者身体上涂抹一些粉状的护肤品（例如痱子粉），对粉质敏感的皮肤可用酒精擦拭。不要使用油性的护肤品，以免对皮肤造成伤害。

（7）当皮肤出现破溃（剧痛，过分发红、发青、发紫）时，先不要穿戴矫形器，应在医生指导下，等皮肤好转后再穿戴，或者咨询康复医师、矫形技师。

（8）矫形支具都是聚乙烯塑料制成的，可以用毛巾擦拭，保持清洁。

此外，穿戴矫形器一段时间后，骨盆部位及压力部位的皮肤会出现色素沉着，这属于正常现象，当治疗结束后会自然恢复。

（七）支具日常生活

1. 减少负重

脊柱在孩子生长期一旦出现侧弯的趋势，就会越来越严重，有的甚至在很短时间内增加了20多度。为什么进展会如此之快呢？原因主要是重力作用，如图3-27，正常脊柱是直的，左右所分配的重量一致，非常平衡。当脊柱向一侧弯曲，平衡被打破，脊柱变成失衡状态，脊柱上所有的重量就成为加速脊柱弯曲的一个重要因素，包括自身的体重。所以，在这个时候，减少脊柱的负重非常重要。国外有的脊柱侧弯专业学校在孩子上课时采取卧位，主要就是为了减少脊柱上的重量。

有的时候，孩子睡了一晚上，早上起来我们观察孩子的脊柱，脊柱相对会比较直，这是由于卧位姿势，脊柱自身会有所恢复。运动方面，游泳时，由于水的浮力，脊柱不受任何冲击力，脊柱上的负重非常少，同时可以锻炼身体，保持脊柱正常的肌肉力量。所以，对于侧弯孩子来说，没有哪种运动比游泳更好。

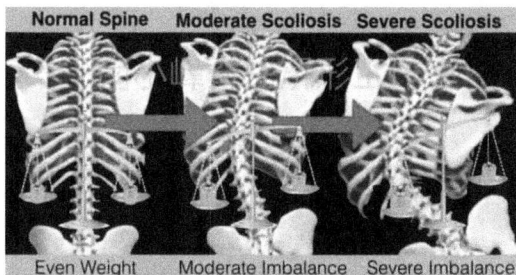

图 3-27　脊柱侧弯进展过程

2. 站姿

如图 3-28 所示，对于胸右腰左的侧弯孩子，站立时右腿打弯，骨盆下降，可以很好地改善腰椎和胸椎侧弯。但正常人这样站立时，腰部已经右侧弯了。

3. 关于睡觉

(1)脊柱侧弯患者对睡姿有要求吗？回答是否定的，平睡、侧睡都是可以的。因为当我们入睡后，身体完全放松，脊柱各个部位受到的地心引力是一致的，这和人体的站立状态完全不同。所以，不需要有太多心理负担。

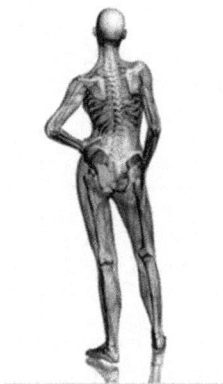

图 3-28　胸右腰左侧弯患者的正确站姿

(2)在床和枕头的选择上，床软硬适中即可，枕头不宜过高，过高对颈椎和呼吸都不太好，尤其是侧弯位置较高的患者。

市场上的床有很多种类，其中最有利睡眠又符合生理健康要求的是木板床，其具有良好的支撑性，最差的为沙发床。最理想的床应以床面柔软舒适，有利于肌肉的放松和解除疲劳，使全身得到休息，但又不过度改变脊柱的生理曲度为最佳。在硬板床上加一个 5—10 厘米厚的软垫即可达到以上要求。

对有些侧弯后颈椎反弓的孩子，睡觉前最好在枕头部位塑造一个凹陷，使颈椎能有一个好的支撑。

(3)戴支具的孩子睡觉时要注意被子的厚薄，减少出汗。同时，家长半夜最好观察一下孩子，由于支具较硬，可能会有压迫胳膊的情况发生。

4. 穿支具上卫生间

在和脊柱侧弯孩子的交流中,经常听他们说,在学校不喝水,怕上厕所。其实这样非常不对,夏天天气热,戴支具更热,身体出汗非常多,如果不喝水,长期下去身体会出现别的疾病。所以,建议支具内穿稍长的吸汗内衣,将内裤和其他衣服提到支具外面,这样,上卫生间时,就不用脱掉支具。

5. 适合脊柱侧弯小孩穿在支具内的 T 恤

脊柱侧弯小孩穿戴支具,对支具内的衣服要求较高,如图 3-29 所示,需要满足以下几个条件:

(1)必须 360 度无缝——这样不会对皮肤造成压痕。

(2)纯棉制造——吸汗。

(3)要长一些——包住骨盆,可以将内裤穿在支具外面,方便上厕所。

(4)贴身——皱褶少,减少皮肤问题。

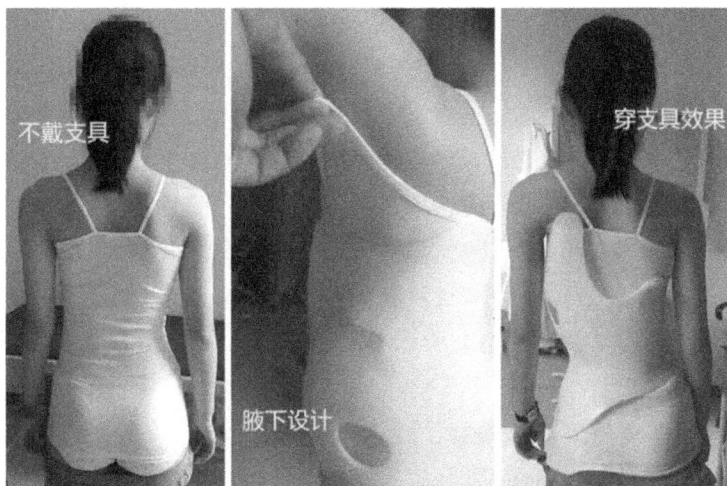

图 3-29　支具内衣展示

6. 日常注意事项总结

(1)睡硬板床。人的脊柱从侧面看是弯曲的,医学上称之为"生理弧度"或"生理弯曲"。人在仰卧于水平面时,背部和腰部的脊柱正好有力地支撑起身体,而长期平卧在过于柔软的床铺上时,身体的自重会使脊柱的生理弧度改变或者消失。也就是脊柱变直了(从侧面来看),从而出现不适或疼痛。由于孩子的脊柱十分柔韧,且很容易定型,因此,儿童,尤其是发育期、青春期、体重过重的孩子,为了较好保持脊柱的生理弧度应选择硬板床。不宜让小孩子们长时间、长期趴着睡觉,虽然他们是如此喜爱这样的姿势。孩子的枕头应以低而柔软为好。睡觉时,宜让孩子的整个肩背部一起置于枕头上,以减轻颈部的屈力。若是婴幼儿,应在专业医师的指导下,选择较为理想和合适的枕头。

(2)平时走路。不要为孩子选择过大的鞋子,这不是节约的好方法,因为孩子的脚比想象的要长得快得多。过大的鞋子会让孩子的下肢行走时很不协调,长期如此,会加重脊柱的工作压力,出现疼痛。

也不要为孩子选择过分硬底、厚底的鞋子。这样的鞋子会使脚底不能很好地感触地面而增加脊柱的承重力。不要让女孩穿着限制足踝活动的长靴,甚至是高跟、尖跟皮鞋。这样会加重脊柱,尤其是腰部的负担。美丽应以健康为前提。

尽量避免赤足行走。尤其是夏季和温暖时节,足部受凉会促使和加剧下肢和腰部脊柱的疼痛。

(3)孩子上学时。

①避免使用单肩背书包,虽然那样看上去很帅,但会加重脊柱侧弯畸形。

②乘坐公共汽车时,最好不要长时间趴在前椅靠背上打瞌睡。这样不仅危险,而且对脊柱的健康也十分不利。

③教室里的座椅绝不可能适合每一个孩子。因此,我们建议孩子坐椅子时最好坐椅子面的前 1/3 或 2/3,且尽量保持上半身直立,不要呈屈背弯腰姿势,以减少心肺和腰部承受的压力。听课和做功课时,不要侧歪着身体,这样会增加背部脊柱的侧压力。

④最好不要趴在课桌上睡觉。

⑤在教室外运动时,应注意避免从高处往下跳。

⑥避免别人撞击你的身体。这种横向的水平外力对脊柱的撞击是非常危险的。

(八)复查

特发性脊柱侧弯支具矫正,一般治疗周期较长,最少都需要几年时间。这就需要孩子每三个月复查一次,医生和支具师通过复查来监控某段时间孩子支具的穿戴情况,支具是否需要调整,身高和坐高变化等情况。但有时家长怕耽误孩子学习或者怕频繁拍片有辐射危险而没有定期复查,耽误了治疗效果。下面是三个月复查时需要检查的内容。

(1)孩子穿戴支具的时间是否得到保证,大部分孩子要求每天穿戴 22 小时。

(2)体操锻炼是否到位。

(3)孩子身高如果增加了,支具的力点就要向上调整一些。长得特别快的才建议拍片复查(一般只拍正位片)。大部分孩子三个月不需要拍片。

(4)身高如果没增加多少,就要检查支具矫形力度是否要增加,一般通过加垫来完成。我们希望脊柱在支具内不断地变直。如果三个月本该增加力度,使矫形效果更好,但孩子没能复查,那接下来的三个月,矫形效果就会差一些。

(5)支具的搭扣等附件是否要维修。

另外,在和各位脊柱侧弯孩子家长的交流中,笔者发现家长很担心拍片的辐射问题。为了尽量少拍片,在这说明一下,第一次拍片一般两张(站立位全脊柱正、侧位片),最好拍五张(站立位正、侧位片,左、右侧曲位片,躺位正位片)。三个月复查可以拍片,也可以不拍,要看具体情况。六个月必须戴支具拍片复查,只拍站立位正位片。如侧位有畸形的孩子,可以加拍侧位片。这是从拍片频率方面减少孩子受射线辐射的危害。

拍片过程中如何保护孩子,也有很多注意点。我们看下面的两张国外的图片,图 3-30 的 X 线片,在性腺位置有铅衣保护,这很重要。但我们的医院基本就把这些省略了。图 3-31 显示女孩在拍片时的保护措施,只保留需要检查的部位,两侧肋骨都有铅衣保护。所以,作为一些孩子还较小的家长,孩子每年的复查可能会有一大摞的片子要拍,保护是必要的,不要因为拍片过多再引起其他疾病。

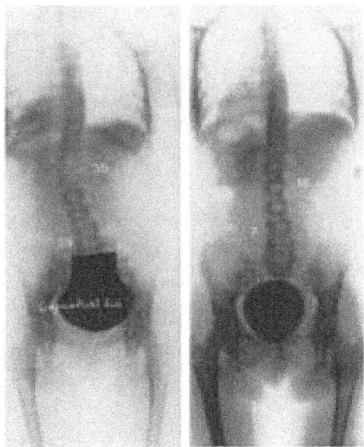

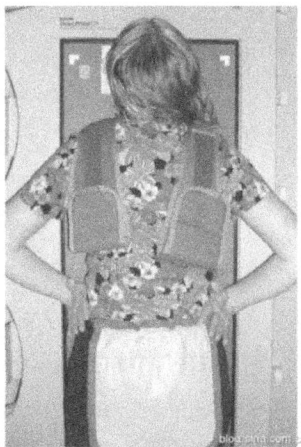

图 3-30 性腺的防护　　　　**图 3-31 只保留拍片位置的防护**

附上两个链接,家长可以看看。

优酷网:医院连自己的医生都保护不了 http://v. youku. com/v_show/id_XNTE3NzU5OTgw. html? f=18986239

淘宝网:铅衣,铅裤 http://item. taobao. com/item. htm? spm = a230r. 1. 14. 312. dX1QId&id=20063584650&ns=1♯detail

复查是为了检查支具的效果,检查脊柱是否按照我们做支具时的规划向好的方向发展。有的家长会问,那到底侧弯矫形了多少?其实,只要脊柱一直在支具内保持很小的度数,将来去掉支具,脊柱侧弯就能恢复到相对理想的位置。通过片子发现支具的问题并及时调整很有必要。

四、脊柱侧弯与手术

在国内,经常见到一些患者只有很小的侧弯度数,医生就已经为其做了矫形手术,有的度数虽然超过 45 度,但孩子还在生长发育期,医生也进行了手术治疗,直接使用了最后的方法。这些患者真的需要那么早进行手术治疗吗?可能 70% 的都不需要。那为什么医生那么积极呢?这中间巨大的利益使得部分医生没有了底线。而且,度数小的手术矫形效果也漂亮,家长高兴。但是,手术做完真的就万事大吉了吗?回答是否定的。手术后有太多的并发症,如钉子松动、钢板断裂、背疼、新的代偿弯曲等(如图 3-32)。当然医生是不会那么清楚地告诉家长的。最后,孩子承受着手术带来的新的问题,短期的和长期的,家庭也承受着巨大的经济压力。所

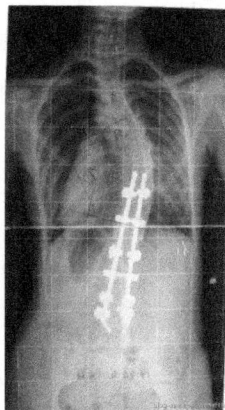

图 3-32 脊柱侧弯术后 X 线片

以,手术治疗能推后就推后,实在没办法了,再选择手术治疗。

特发性脊柱侧弯的治疗方法一般是根据 Cobb 角的大小来选择,分别是矫形体操、支具和手术。但不是 Cobb 角大于 45 度的马上就要手术,手术的选择很严格,有很多指标,比如年龄、脊柱侧弯进展的风险等,还有最关键的是患者本身的意愿。但为什么有些医生给很多没有达到手术标准的患者做了手术呢?是由于手术背后有强大的利益链条,一台脊柱侧弯手术动辄 15 万—20 万,主要是

内固定费用非常高,而医生会拿到三成的提成。所以,手术的选择要慎重,但若真达到手术标准了,也不要排斥。

(一)手术的注意事项

脊柱侧弯发展到一定程度,手术就不可避免了。手术通过钢钉融合部分节段,改善外观和身体症状。患者和家长要注意以下几点:

(1)搜集一些脊柱侧弯手术方面的信息。脊柱侧弯融合术不是一个简单的手术,需要从心理上重视起来。和自己的医生尽可能多的沟通,多问问题。也可以在贴吧和 QQ 群与做过手术的孩子交流,了解各方面的信息。

(2)调整身体到最佳状态。由于身体在术后很长时间都需要休息、制动,所以术前尽可能多吃健康食品,锻炼身体。保持身体的良好状态,包括臂力,术后很多事情要靠臂力完成。

(3)调整房间的状态,让一切用起来顺手。比如洗澡,最好用洗澡椅,并且让家人陪同。

(4)手术后你会感觉身体很僵硬,因为医生会在手术中根据你的侧弯类型融合部分节段,脊柱的活动受限,需要不断去适应。身体的平衡也需要重新调整。

(5)准备必要的生活用品,纽扣式开衫是很实用的,方便穿脱。

脊柱侧弯手术三维动画视频:http://blog. sina. com. cn/s/blog _ 63811b6e0101oa4r. html

(二)手术的并发症

脊柱侧弯的治疗主要是体操矫形、支具矫形和手术矫形。手术矫形虽然矫正率高、周期短,但同时也会给孩子带来很多并发症,主要有内科和外科的两种。

1. 内科并发症

①常见并发症:胆石症、胰腺炎、应激性溃疡、肠梗阻、凝血功能异常。

②少见并发症:视力、听力缺失,胸腔并发症。

2. 外科并发症

脊髓神经损伤,低血容量性休克,电解质紊乱,感染,假关节形成,矫正率丢失,螺钉矫形棒断裂,曲轴现象。

五、脊柱侧弯与足部问题

　　科学研究发现,很多脊柱侧弯的孩子都有扁平外翻足,70.3%发生在一侧,20.8%的孩子两侧都有。扁平外翻足(如图3-33)是一种足部畸形,表现为跟骨外翻,足弓塌陷。为什么脊柱侧弯会造成足部畸形? 这是由于脊柱侧弯后骨盆旋转,进一步造成下肢骨骼发生内在旋转,从而引起扁平外翻足。所以,矫形侧弯的同时,必须制作足部的矫形器,矫正畸形。

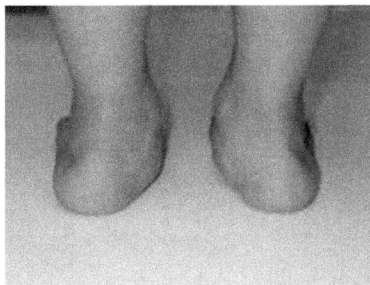

图 3-33　扁平外翻足

足部的矫形器一般有定制类鞋垫和成品类鞋垫两种,成品类鞋垫(如图3-34)价格较低、舒适性好、清洗方便。

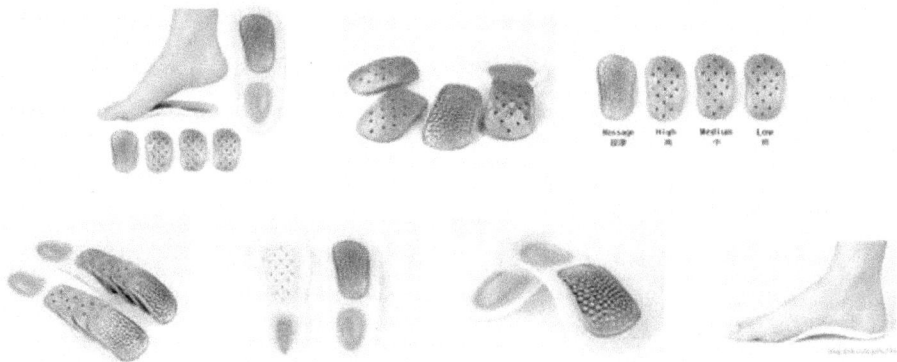

图 3-34　成品类鞋垫

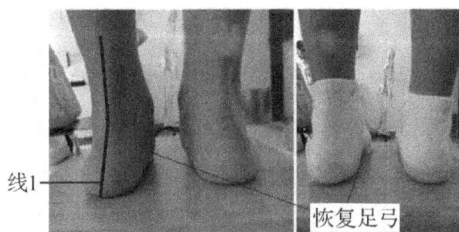

线1

恢复足弓

图 3-35　扁平外翻足的检查及矫正

　　扁平外翻足,外翻指的是跟骨不垂直于地面。最好的检查方法是让孩子站立在木凳子上,家长从后方观察(如图3-35)。跟骨向外翻(超出线1),就可以确定孩子有外翻足。同时,可以看到左图该小孩足弓塌陷,舟骨突出。没有跟骨外翻的扁平足可以购买成品鞋垫来矫正畸形。如果是外翻扁平足则需要定制鞋垫来矫正。通过图片对比,在左图中可以看出该小孩跟骨外翻和足弓塌陷的问题都得到了矫正。

六、脊柱侧弯与怀孕

脊柱侧弯患者在怀孕期间,由于体重增加很多,导致侧弯加重,国外的研究机构统计,有 25% 的患者在怀孕期间度数增加超过 5 度,10% 的患者度数增加超过 10 度。

如图 3-36 所示,该患者自述 2006 年的时候脊柱侧弯 15 度,直到 2011 年都没怎么变化。因为一般侧弯角度在 30 度以下成年后发展缓慢。但是到 2012 年怀孕生子后,她的侧弯加重到了 32 度,发展了一倍多。

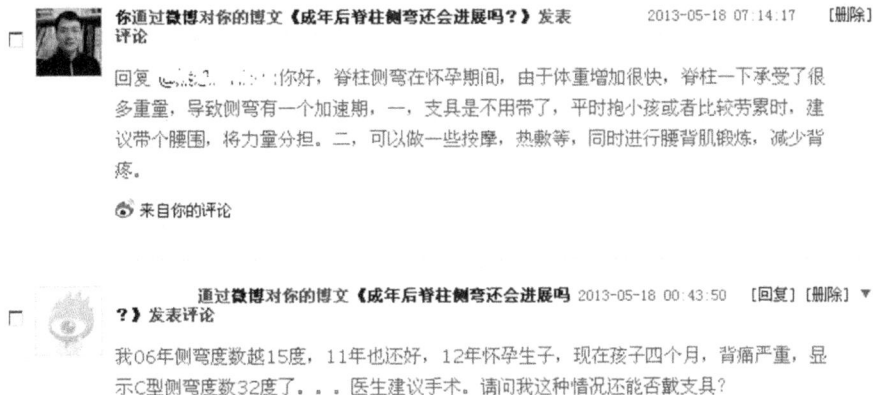

> 你通过微博对你的博文《成年后脊柱侧弯还会进展吗?》发表　　　2013-05-18 07:14:17　　[删除]
> 评论
>
> 回复　　　　　　：你好,脊柱侧弯在怀孕期间,由于体重增加很快,脊柱一下承受了很
> 多重量,导致侧弯有一个加速期,一,支具是不用带了,平时抱小孩或者比较劳累时,建
> 议带个腰围,将力量分担。二,可以做一些按摩,热敷等,同时进行腰背肌锻炼,减少背
> 疼。
>
> 来自你的评论

> 通过微博对你的博文《成年后脊柱侧弯还会进展吗 2013-05-18 00:43:50　　[回复] [删除] ▼
> ?》发表评论
>
> 我06年侧弯度数越15度,11年也还好,12年怀孕生子,现在孩子四个月,背痛严重,显
> 示C型侧弯度数32度了。。。医生建议手术。请问我这种情况还能否戴支具?

图 3-36　怀孕后侧弯加重

那么,脊柱侧弯对孕妇有什么影响呢? 孕妇又该如何应对? 全国著名骨科专家姜洪和经过研究,在博客中做出了说明,现摘录如下:

1.脊柱侧弯的影响

脊柱弯曲导致脊柱两边受力不平衡,引起腰背痛,压迫脊髓或神经,引起肢体无力、疼痛,甚至大小便障碍。脊柱弯曲造成了胸腹腔面积的减小,严重影响了患者的呼吸系统、消化系统、血液循环系统、内分泌系统等正常的生理功能;可能会导致胎儿发育畸形或流产、难产,甚至威胁孕妇的生命安全。

如果侧弯角度小于20度是不需要过于担心的,注意保养与休息,避免因怀孕加重脊柱的侧弯就可以了,几乎没什么危险。侧弯角度大于20度小于45度,妊娠全程要在医生的指导下完成。可以预见的是,脊柱侧弯患者怀孕不仅需要冒一定的风险,过程也将相当辛苦。如果侧弯角度在45度以上,肯定是不适合怀孕的。保守治疗只能减轻全身症状或阻止进一步发展侧弯,因此应该接受矫正脊柱的外科手术后再怀孕。

2.孕妇脊柱侧弯的饮食调理

首先饮食要合理。如蛋白质、脂肪和碳水化合物之间的比例,钙、磷之间的比例失调,容易引起骨质疏松症,反而会加重病情。因此,在这里奉劝孕妇自觉地调整饮食习惯,理性地养成粗细粮搭配、荤素搭配和各种蔬菜(绿色、黄色和瓜茄类)搭配混食兼用的习惯。体内钙与磷的乘积相对稳定,才是健康饮食之道。

其次饮食要有重点。脊椎病往往与骨质疏松、脱钙有关,所以我们平日里应该多吃含钙丰富的食品,如牛奶、蛋类和瘦肉等,重点补钙,纠正骨骼钙代谢的不平衡。尽量减少酒精摄入,因为酒精会刺激消化道黏膜,损害胃肠道与肝脏,影响钙、磷、蛋白质和维生素D的吸收,会加重骨骼代谢紊乱,导致脊椎骨质改变,引起脊椎疼痛。

第四章 支具矫形脊柱侧弯及具体病例

一、老式色努支具矫形病例

（一）山东女孩脊柱侧弯老式色努支具矫形一例报告

张某，女，2001 年出生，骨龄 4 级，身高 1.68 米，脊柱侧弯一年有余，主弯在胸部（如图 4-1），Cobb 角 35 度。腰部代偿弯曲，骨盆水平。

经我工作室制作色努支具，戴支具拍片（如图 4-2），显示脊柱力线正常，支具空间足够。胸部侧弯矫正到 10 度，矫正率为 71%。同时教授腰背肌锻炼方法和矫形体操。图 4-3 为孩子戴支具后面观。

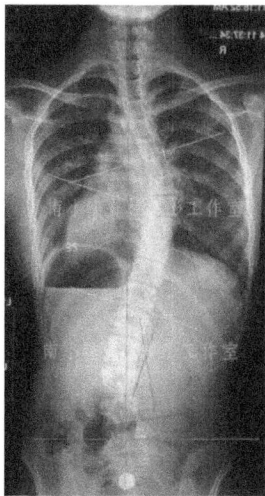 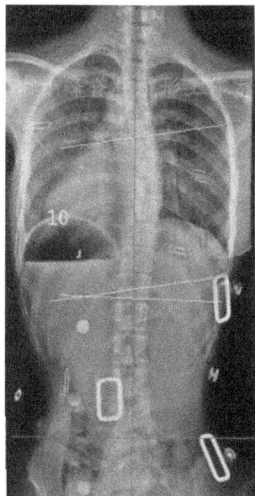 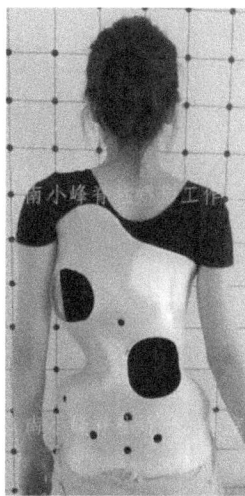

图 4-1 原始片　　　图 4-2 支具片　　　图 4-3 支具后面观

(二)黑龙江 14 岁女孩脊柱侧弯支具矫形一例报告

刘某,女,2000 年出生,骨龄 4 级,身高 1.66 米,坐高 87 厘米,体重 42.7 千克,月经 2 年。于 2013 年发现脊柱侧弯,主弯在腰部(如图 4-4),Cobb 角 30 度。骨盆不水平,左低右高。最近在我西安工作室制作新支具。戴支具拍片(如图 4-5),显示脊柱力线正常。腰部侧弯矫正到 10 度,矫正率为 67%。同时教授腰背肌锻炼方法和矫形体操。图 4-6 为孩子戴支具后面观。

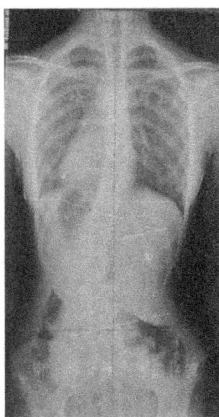 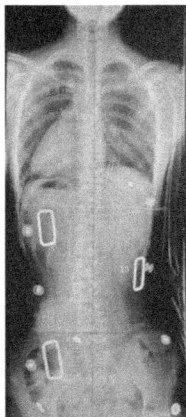 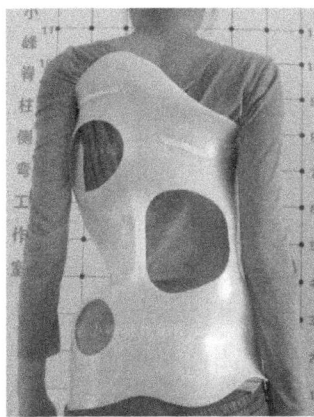

图 4-4 原始片　　　图 4-5 支具片　　　图 4-6 后面观

(三)陕西 12 岁女孩 S 型脊柱侧弯支具矫形一例报告

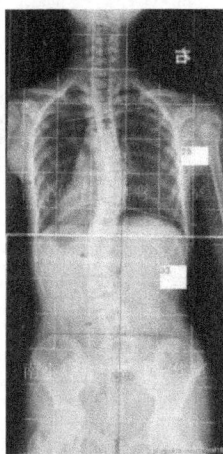 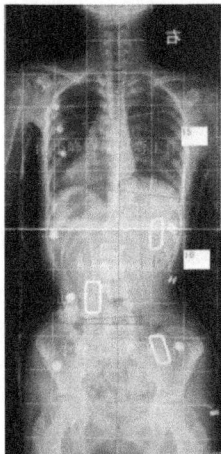 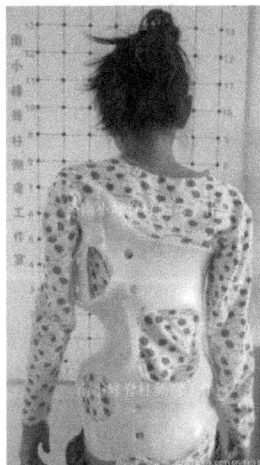

图 4-7 原始片　　　图 4-8 支具片　　　图 4-9 支具后面观

　　孙某,女,12 岁,月经尚无,于 2014 年 3 月发现脊柱侧弯,脊柱整体呈"S"形(如图 4-7),大部分椎体偏左,不在中线上。腰部 Cobb 角 33 度,胸部 Cobb 角 25 度。孩子于近日在我工作室制作色努支具,戴支具拍片(如图 4-8),显示脊柱力线正常,大部分椎体在中线左右。腰部侧弯矫正到 10 度,矫正率为 70%。胸部侧弯矫正到 15 度,矫正率为 40%。同时教授腰背肌锻炼方法和矫形体操。图4-9 为孩子戴支具后面观。

(四)12 岁西安女孩脊柱侧弯支具矫形一例报告

　　陈某,女,12 岁,月经 4 个月,于 2014 年 3 月发现脊柱侧弯,主弯在腰部(如图 4-10),Cobb 角 25 度。在西安某部队医院支具室定制里昂支具,矫形效果很差。于近日在我工作室制作色努支具,戴支具拍片(如图 4-11),显示脊柱力线正常。腰部侧弯矫正到 3 度,矫正率为 88%。同时教授腰背肌锻炼方法和矫形体操。图 4-12 为孩子穿支具后面观。

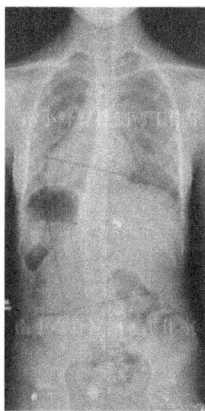
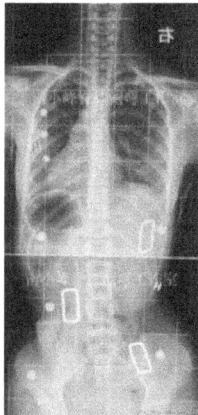
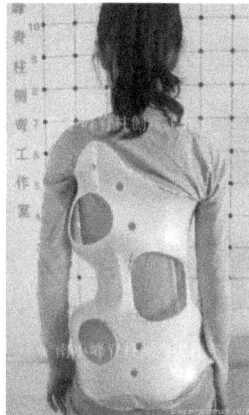

图 4-10　原始片　　　　图 4-11　支具片　　　　图 4-12　支具后面观

(五)脊柱侧弯导致脊柱严重偏移支具矫形一例报告

　　刘某,女,14 岁,月经 2 年,于 2012 年 8 月发现脊柱侧弯,主弯在腰部(如图 4-13)。经过一段时间治疗,现在 Cobb 角 26 度。经检查,脊柱严重偏左,大部分椎体都不在中线上。骨盆倾斜,腿长一样。于近日在我工作室制作色努支具,戴支具拍片(如图 4-14),显示脊柱力线正常。因骨盆倾斜也得到部分改善,决定不给足底加垫。腰部侧弯矫正到 3 度,矫正率为 88%。同时教授腰背肌锻炼方法和矫形体操,主要减少肌肉萎缩和改善骨盆倾斜。图 4-15 为孩子戴支具后面观。

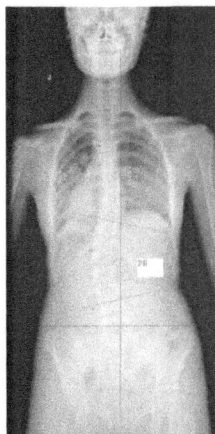
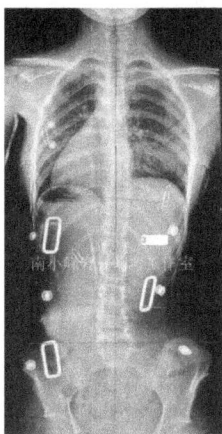
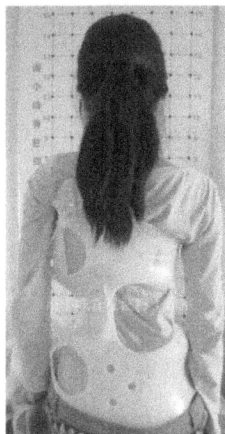

图 4-13　原始片　　　　图 4-14　支具片　　　　图 4-15　支具后面观

(六)河北 15 岁女孩脊柱侧弯支具矫形一例报告

王某,女,15 岁,月经 4 年有余,患有马蹄内翻足,四岁时做了矫形手术,恢复良好。患者侧弯主要在胸腰部,右侧弯,Cobb 角 28 度。于 2013 年 12 月在国家康复辅具中心就诊。经检查(如图 4-16),孩子骨骺尚未闭合,还有矫形时机。我们为其定制了色努支具。戴支具拍片后测量度数为 10 度(如图 4-17),矫正率为 58%。患者于 2014 年 3 月复查拍片(如图 4-18)。经了解,孩子每天穿戴支具 22 小时,脊柱外观明显改善,对支具力度已经非常适应。我们决定增加矫形力度。调整支具后,戴支具拍片,测量度数为 7 度。侧弯度数持续减少。图 4-19 为孩子戴支具后面观,整体力线良好。

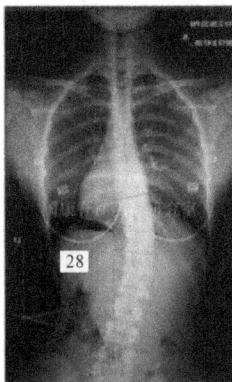
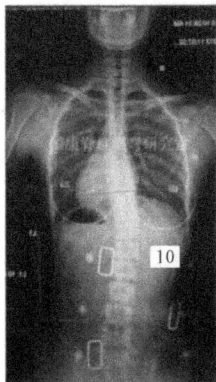

图 4-16　2013 年 12 月原始片　　　　图 4-17　2013 年 12 月支具片

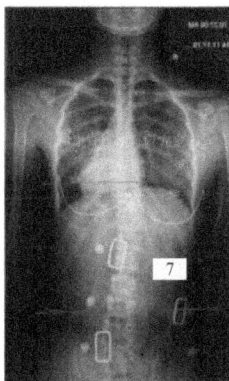

图 4-18 2014 年 3 月支具片

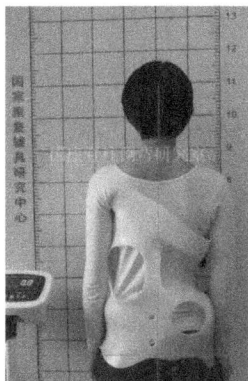

图 4-19 支具后面观

(七)浙江 15 岁女孩脊柱侧弯支具矫形一例报告

李某,女,15 岁,于 2012 年 7 月发现脊柱侧弯,主弯在腰部,一直穿戴支具矫形,月经已有 2 年多。李某来我工作室更换支具后,鉴于孩子骨骺还未闭合,建议再穿戴支具一年。经检查,孩子侧弯度数不大,但整体脊柱偏左,大部分椎体不在中线上(如图 4-20)。详细查体后发现,孩子还有膝关节反张,扁平外翻足,拇指外翻等骨骼畸形,我们叮嘱家长注意孩子的站姿和坐姿,同时定制鞋垫矫形足部畸形。数天后,我工作室制作色努支具,戴支具拍片检查(如图 4-21),腰部过矫 5 度左右。脊柱整体力线微偏右。矫形效果良好。图 4-22 为孩子戴支具后面观。

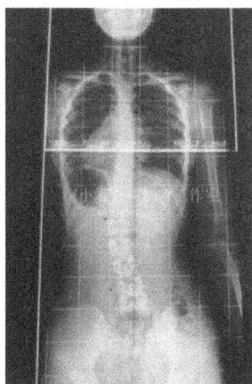

图 4-20 原始片

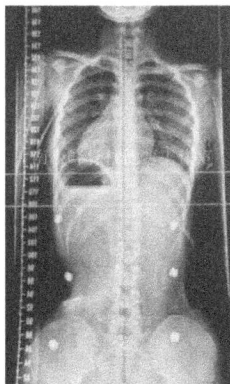

图 4-21 支具片

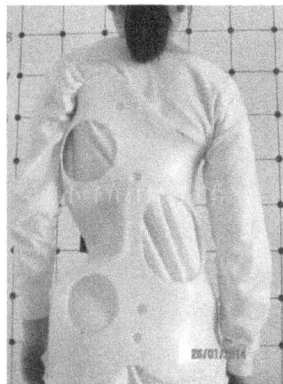

图 4-22 支具后面观

(八)江苏 12 岁女孩脊柱侧弯支具矫形一例报告

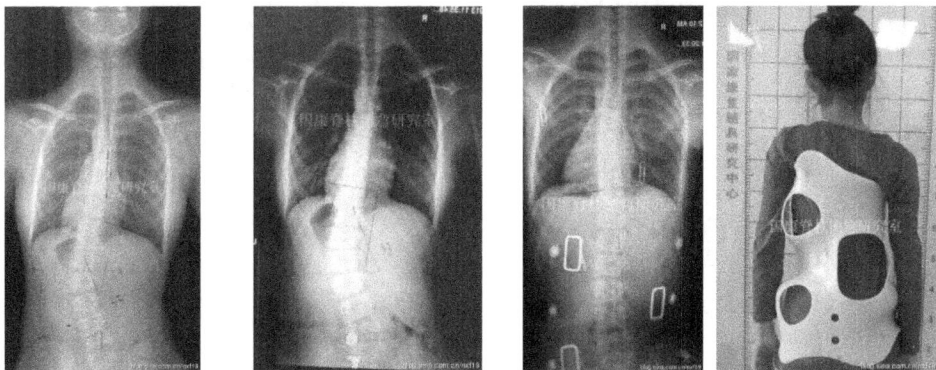

图 4-23　初次发现侧弯　图 4-24　支具前重新拍片　图 4-25　支具片　图 4-26　支具后面观

　　刘某,女,12 岁,于 2013 年 8 月发现脊柱侧弯,到南京某知名医院检查,侧弯度数 38 度(如图 4-23),骨龄 0 级。医生将孩子介绍到某假肢厂定制支具,孩子家长觉得该假肢厂很不正规,就没有制作支具,而选择在家里进行锻炼。后来来我工作室复查,拍全脊柱站立位片(如图 4-24),侧弯度数 33 度。略有减小。考虑到孩子正处于发育高峰期,也是最佳的矫形时机,我工作室为其制作色努支具。拍片检查(如图 4-25),侧弯度数基本为 0,矫正率 95% 以上。图 4-26 为孩子戴支具后面观。

(九)湖北严重平背脊柱侧弯支具矫形一例报告

　　刘某,男,16 岁,于 2012 年 9 月发现脊柱侧弯(如图 4-27),Cobb 角 25 度,侧位片观察,颈胸腰生理曲度变小,平背严重。胸 12 腰 1 部位略有向后成角。在当地制作支具穿戴一年,2013 年 8 月复查,脱掉支具 24 小时拍片,侧弯角度 30 度(如图 4-28),近一年时间侧弯度数没有减小,反而增加了 5 度,而且脊柱力线偏左。近日该患者来到我中心,经检查,孩子骨龄 4 级,身高 1.78 米,肺活量 3900,背部倾斜角 10 度。我中心建议更换新支具,继续矫形。戴支具拍片(如图 4-29),侧弯矫到 16 度,矫正率为 47%。同时教授孩子腰背肌锻炼和矫形体操。嘱咐孩子一定在支具内进行呼吸训练和主动躲避压力点动作,可以增加 1/3 的矫形力。附带压力垫一块,两个月后自行粘贴,增加矫形力度。图 4-30 为孩子戴支具后面观。

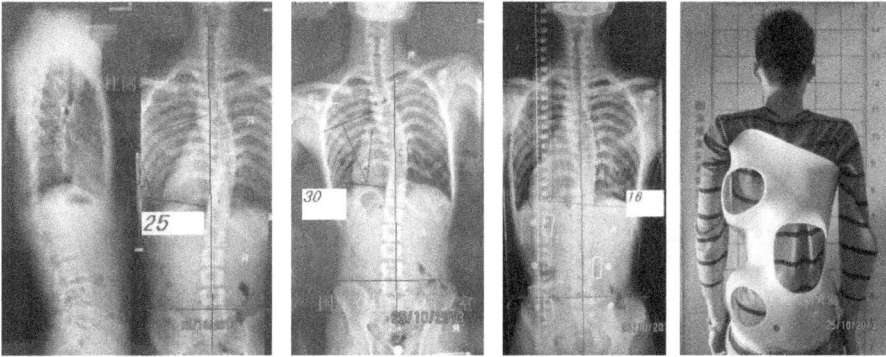

图 4-27 初次发现侧弯 图 4-28 一年后加重 图 4-29 支具片 图 4-30 支具后面观

(十)南京脊柱侧弯患者支具矫形一例报告

王某,女,10 岁,骨龄 0 级,于 2013 年 7 月发现脊柱侧弯,在南京某知名医院就诊,拍片检查侧弯 30 度(片子不允许带走,侧弯度数根据孩子母亲记忆),并到医生指定的假肢厂定制支具,未戴支具拍片检查支具效果。2014 年 7 月份来我研究室求诊。经检查,我研究室先要求孩子戴支具拍片(如图 4-31),显示侧弯度数为 20 度,鉴于孩子年龄小,支具效果尚可,建议 10 月份进行支具更换。近日,我们根据上次的戴支具片给孩子重新制作了支具。拍片检查(如图 4-32)。腰部弯曲矫正到 8 度,矫正率为 67%。图 4-33 为戴支具后面观。

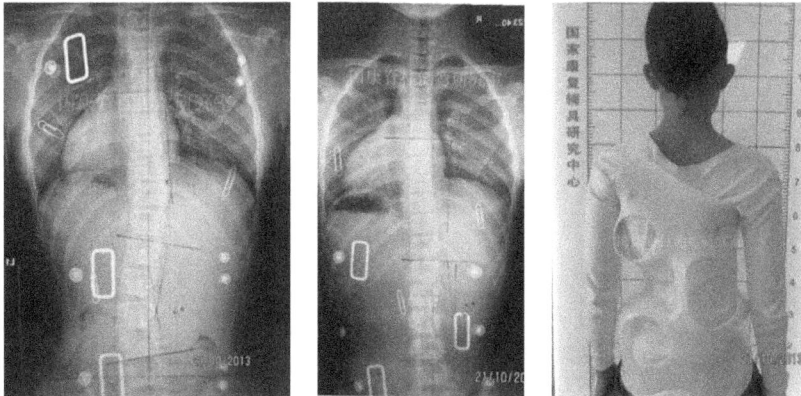

图 4-31 旧支具片 图 4-32 新支具片 图 4-33 支具后面观

(十一)陕西中度脊柱侧弯支具矫形一例报告

王某,男,12 岁,骨龄 0 级,于 2013 年 3 月发现特发性脊柱侧弯,7 月在西安某部队医院制作支具矫形,10月复查(如图4-34),侧弯度数由28度增加到33度。经笔者检查,孩子处于快速生长期,原支具矫形效果较差,建议更换色努支具继续矫正。10月15日戴新支具拍片(如图4-35),胸弯由33度矫形到14度,矫正率为58％。腰弯由20度矫形到2度,矫正率为90％。图4-36为孩子站立位姿态照片,脊柱整体平衡,无倾斜。

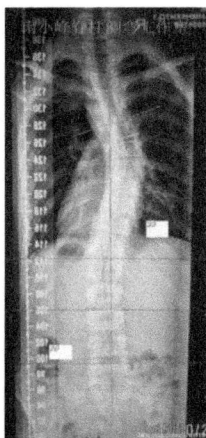 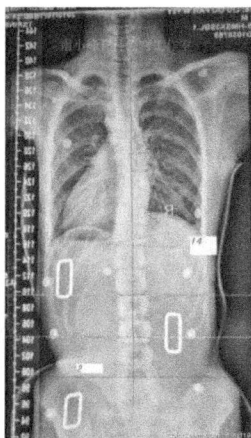 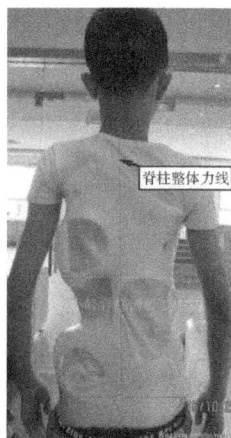

图4-34　原始片　　　图4-35　支具片　　　图4-36　支具后面观

(十二)武汉中度脊柱侧弯支具矫形一例报告

笔者近期在杭州出差,给武汉的一例中度脊柱侧弯的孩子制作了支具,具体情况如下:刘某,女,12岁,Cobb角27度,骨龄2级。属于中度侧弯(如图4-37)。戴支具拍片(如图4-38),Cobb角9度。支具矫形率67％。图4-39为戴支具后面观。

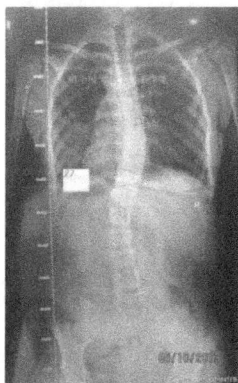 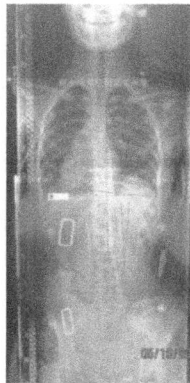 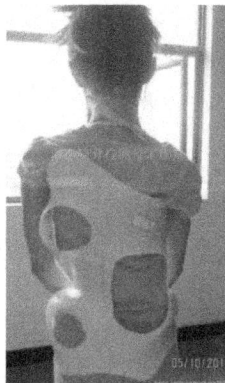

图4-37　原始片　　　图4-38　支具片　　　图4-39　支具后面观

(十三)福建重度脊柱侧弯支具矫形一例报告

王某,男,福建人,14 岁,发现特发性脊柱侧弯 9 个多月。胸弯为原发性弯曲,Cobb 角 56 度(如图 4-40),骨龄 1.5 级。顶椎偏离身体中心线 2.5 厘米。骨盆不水平,左低右高。家长考虑孩子侧弯较重,一直休学,发现后在当地制作支具矫形,由于支具不合适孩子也没有很好地穿戴,几次拍片复查度数均有所加重。按照标准,侧弯超过 45 度应该进行手术治疗,但考虑到孩子骨龄较小,身体仍在发育阶段,先进行保守治疗。如果保守治疗失败,再考虑手术矫形。

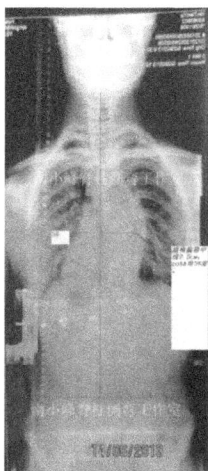

图 4-40 原始片

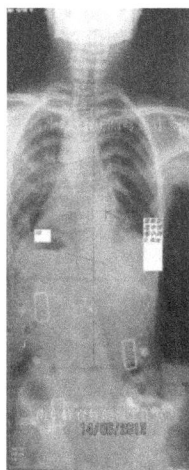

图 4-41 支具片

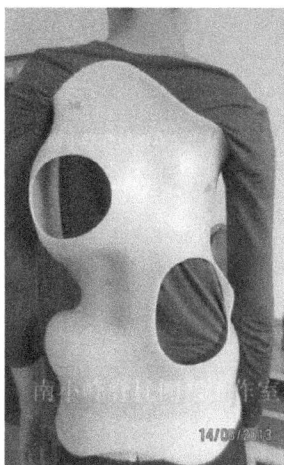

图 4-42 支具后面观

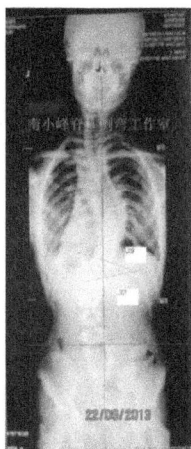

图 4-43 戴支具 3 个月减小 17 度

之后,孩子来西安定制了色努支具。戴支具拍片,胸弯 Cobb 角 30 度(如图 4-41),矫正率 46%。顶椎距离身体中线缩小到 0.8 厘米。腰椎矫形力度稍差,给予加垫处理。通过左脚加垫,调整骨盆问题。并教会孩子针对性的矫形体操,配合支具矫正侧弯。图 4-42 为戴支具后面观。

三月后孩子到西安复查,身高增加了 3 厘米,每天穿戴支具 22 小时。去掉支具 24 小时拍片,结果如图 4-43,胸弯从原来的 56 度矫形到 39 度,减小了 17 度(如图 4-43)。通过片子分析,我工作室分别在腰部和左侧腋下支具增加力度,孩子继续穿戴。

(十四)先天性脊柱侧弯术后支具矫形一例报告

先天性脊柱侧弯由于椎体的畸形状态不同,治疗相对会较复杂。但一般都要先进行手术矫形,摘除致病椎体,再通过支具矫形,尽可能地保持脊柱处于良好状态。现通过一个实例说明一下。

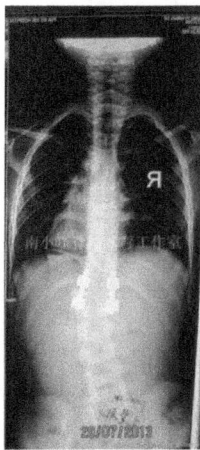 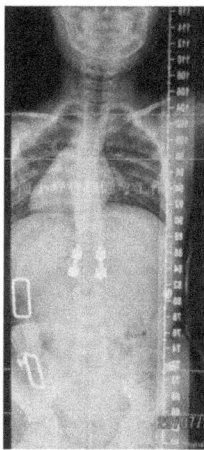 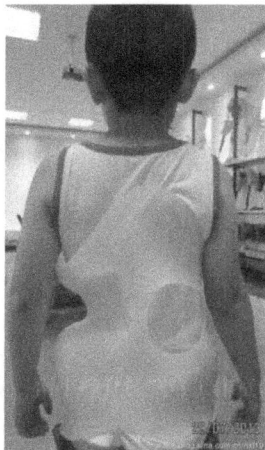

图 4-44　原始片　　　图 4-45 支具片　　　图 4-46　支具后面观

刘某,男,8 岁,先天性脊柱侧弯,胸 12 半椎体,4 岁时做了手术,摘除半椎体,并通过内固定融合上下两个椎体,术后脊柱侧弯得到完全矫正。但 2013 年 7 月的片子(如图 4-44)显示腰弯 20 度,骨盆不水平。定制色努支具后拍片(如图 4-45),显示腰弯 4 度。通过足部加垫,调整骨盆至水平位。支具只需晚上穿戴,尽量减少支具对孩子的影响。3 个月后复查,再根据情况调整支具穿戴时间。图 4-46 为戴支具后面观。

(十五)湖北S型脊柱侧弯一例报告

刘某,女,15岁,发现脊柱侧弯两年多,脊柱呈S型弯曲,骨龄4级,月经2年,胸弯34度,腰弯32度(如图4-47)。经检查,C7偏左3厘米,力线不正。肋弓由于椎体旋转表现左高右低。经我制作色努矫形器后,戴支具拍片检查(如图4-48),C7位于臀中,胸椎矫正到11度,矫正率为67%。腰椎矫正到13度,矫正率为59%,椎体旋转矫正1度。通过画线仔细观察,胸廓两侧肋骨边缘位于中线线1两侧,完全对称。测量胸椎最弯处的肋骨间隙,左侧略大于右侧,明显将肋骨间隙拉开。图4-49显示戴支具后背部照片,可以看出给予胸廓的空间足够大。

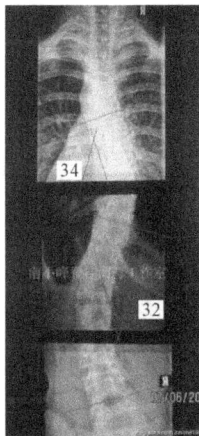 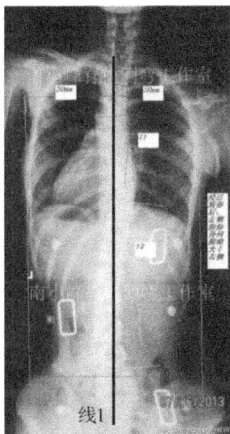 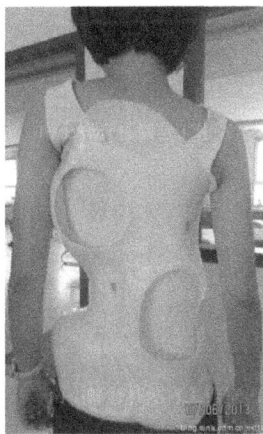

图 4-47　原始片　　　　图 4-48　支具片　　　　图 4-49　支具后面观

(十六)陕西7岁儿童特发性脊柱侧弯支具矫形一例报告

王某,女,7岁,半年前发现脊柱侧弯,腰弯30度(如图4-50),胸弯17度。定制色努支具矫形,戴支具拍片(如图4-51),腰弯基本都在5度以下,我们要求支具穿戴每天20个小时,戴支具后面观如图4-52。三个月后复查,没有拍片,主要调整脊柱偏左的问题。教矫形体操一套,支具穿戴时间不变。六个月复查,身高长了3厘米。拍全脊柱站立位正位片(如图4-53),显示基本度数5度以下,脊柱力线正常。由于孩子还未进入发育高峰期,建议在夏天减少支具穿戴时间,多进行游泳运动。

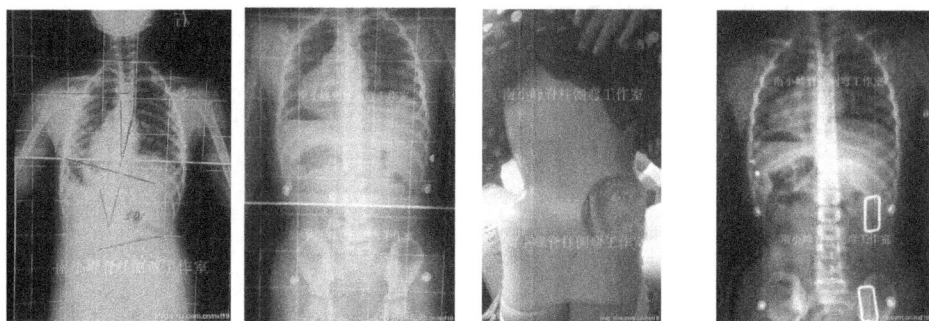

图 4-50　原始片　　图 4-51　支具片　　图 4-52　支具后面观　图 4-53　6 个月复查支具片

(十七)辽宁省一例特发性 S 型弯曲脊柱侧弯支具矫形效果对比

刘某,女,辽宁人,13 岁,月经 1 年半,特发性脊柱侧弯,典型的 S 型弯曲。骨盆不水平,左边比右边低 1.5 厘米。C7 偏左 1 厘米(如图 4-54),胸弯 40 度,腰弯 38 度。经过笔者制作色努矫形支具后,戴支具拍片(如图 4-55)。胸弯矫正到 16 度,矫正率为 60%。腰弯矫正到 13 度,矫正率为 66%。经观察 X 线片,左侧腋下力度不够,进行加垫微调。图 4-56 为孩子戴支具后面观。

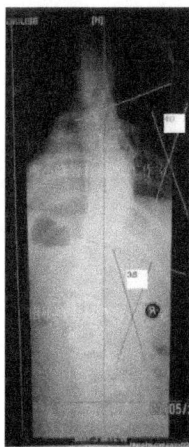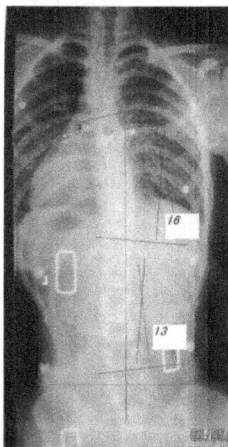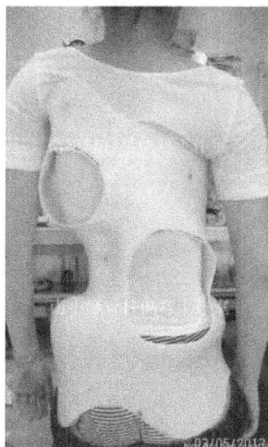

图 4-54　原始片　　　　图 4-55　支具片　　　　图 4-56　支具后面观

(十八)颈椎侧弯如何矫形

脊柱侧弯,根据发病部位不同有腰椎侧弯、胸椎侧弯、颈椎侧弯。由于颈椎部位分布着重要的神经、血管,不能施加很大的矫正力,控制起来较难。以前的方法是通过密尔沃基式的颈环来控制,但会给孩子带来很大的心理压力。很多孩子不愿意穿戴这样的支具。新式色努支具提供了新的矫正思路:一是将 T2/T3 位置推到过矫位置,头部自动回到中心,颈椎弯曲就能改善;二是头顶书本每天练习 15 分钟,改善肌力,主动矫正颈椎弯曲。

我们以一个实例来说明一下。刘某,女,11 岁,发现脊柱侧弯半年有余,胸椎侧弯 32 度。发现后就在西安某军队医院制作支具,戴支具拍片(如图 4-57),胸椎矫正到 17 度,但颈椎弯曲有 29 度。5 个月复查拍片(如图 4-58)。经我工作室重新制作色努支具拍片(如图 4-59),上胸椎被推到右侧,颈椎弯曲改善到 14 度。图 4-60 为孩子戴支具后面观。

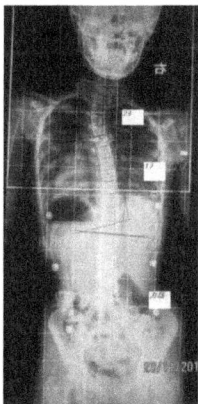

图 4-57　西安某医院支具片

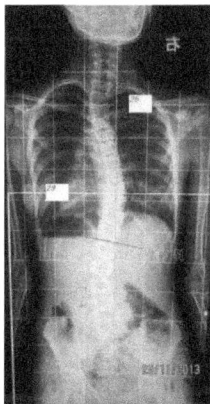

图 4-58　5 个月复查拍片

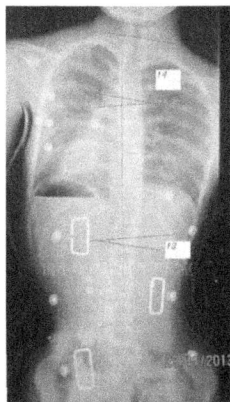

图 4-59　新式色努支具片

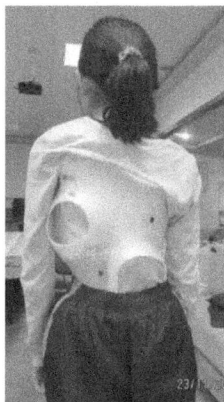

图 4-60　支具后面观

二、新式色努支具矫形病例

（一）湖北高位胸部侧弯新形色努支具矫形一例报告

刘某，女，2000 年出生，骨龄 4 级。身高 1.68 米，坐高 88.5 厘米，体重 48 千克。于 2014 年 8 月发现脊柱侧弯（如图 4-61），主弯在胸部，位置偏高，Cobb 角 40 度。腰部代偿弯曲，骨盆水平。

孩子于暑假期间在北京某部队医院支具室定制支具（如图 4-62），经笔者检查后发现有很多问题，最关键的是支具没有预留任何的发育空间，长时间穿戴会引起严重的肋骨变形，形成"支具型胸廓"，同时导致孩子肺活量减小。通过观察戴支具片，发现脊柱整体力线非常差。从戴支具照片前面观察，腰部和胸部均无抗旋压垫，不知道是何种支具类型。因为色努支具最重要的就是支具要有空间和抗旋。

经我工作室重新制作新支具，戴支具拍片，显示脊柱力线正常（如图 4-63）。支具空间足够。胸部侧弯矫正到 24 度，矫正率为 39％。同时教授腰背肌锻炼方法和矫形体操。图 4-64 为孩子穿支具后面观。

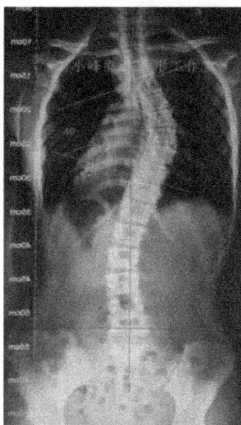

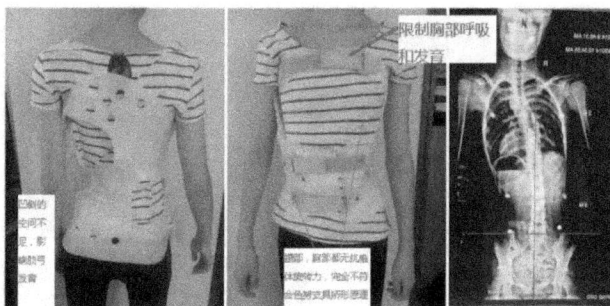

图 4-61　原始片　　　　图 4-62　北京某医院支具及支具片

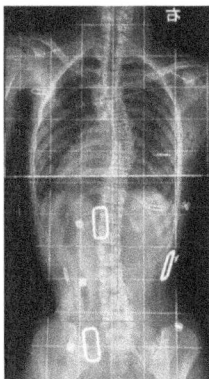

图 4-63　支具片

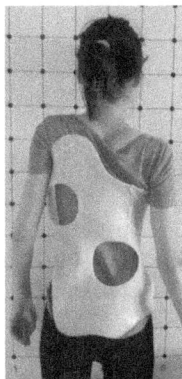

图 4-64　支具后面观

(二)德国短小型支具矫正脊柱侧弯加脊柱偏移两例报告

孩子腰部侧弯后,往往伴随脊柱的整体偏移,在用支具矫形时,最好在矫正侧弯的同时改善脊柱整体偏移,保证脊柱整体平衡。下面是两例脊柱矫形实例。

1. 青海女孩,图 4-65 为发现脊柱侧弯时的片子,腰部左侧弯曲 38 度。戴支具半年后矫形到 28 度(如图 4-66),戴最新的德国短小型支具拍片度数为 8 度左右(如图 4-67),脊柱整体力线改善。图 4-68 为孩子穿支具后面观。

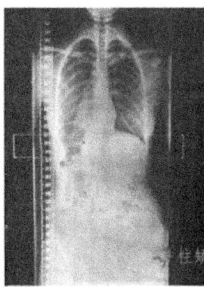

图 4-65　初次发现侧弯

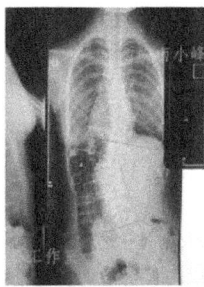

图 4-66　支具半年后拍片

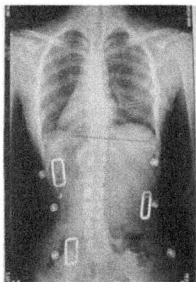

图 4-67　支具片

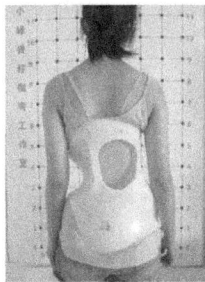

图 4-68　支具后面观

2. 苏州女孩,左侧腰弯 18 度,脊柱整体偏左(如图 4-69),戴最新的德国短小型支具拍片为 5 度左右,脊柱偏移改善(如图 4-70)。图 4-71 为孩子穿支具后面观。

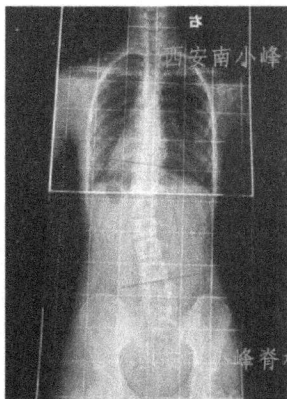
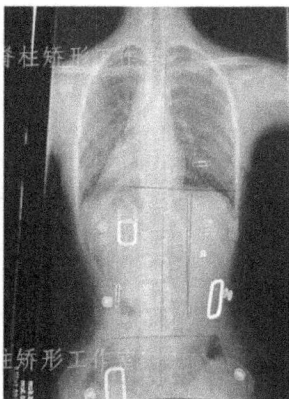
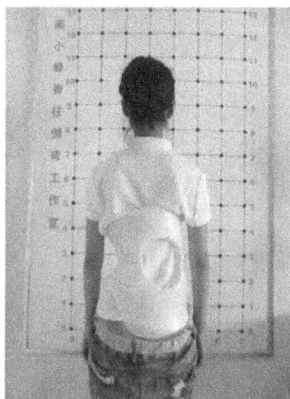

图 4-69　原始片　　　　图 4-70　支具片　　　　图 4-71　支具后面观

(三)上海 14 岁女孩脊柱侧弯支具矫形一例报告

王某,女,2000 年出生,骨龄 4 级。身高 1.59 米,坐高 85 厘米,体重 42.9 千米,月经来潮一年。于 2013 年发现脊柱侧弯,主弯在腰部(如图 4-72),Cobb 角 46 度,骨盆水平,背部倾斜角 9 度。家长从发现孩子侧弯开始,不断地更换支具厂家,有的厂家的支具只改善了 5 度左右。我在南京讲课期间,孩子的奶奶专程到南京咨询,令我很是感动。孩子最近在北京国康研究室制作新支具,新支具采用德国根新根支具体系,更加隐蔽、短小。戴支具拍片(如图 4-73),显示脊柱力线正常,腰部侧弯矫正到 21 度,矫正率为 54%。同时教授腰背肌锻炼方法和矫形体操。图 4-74 为孩子穿支具后面观。

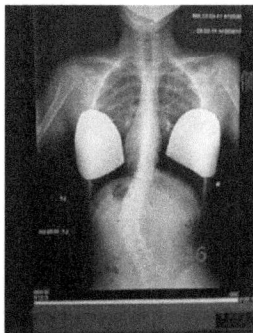
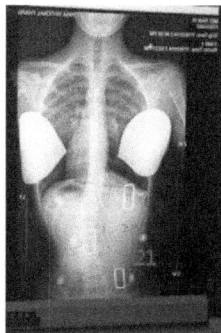
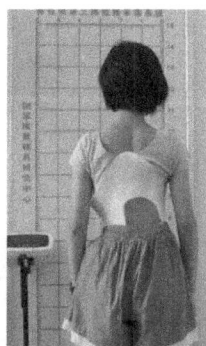

图 4-72　原始片　　　　图 4-73　支具片　　　　图 4-74　支具后面片

(四)德国根新根支具分型体系治疗河南 14 岁脊柱侧弯孩子一例报告

和德国支具专家经过一年多的交流,在保证支具效果的前提下,我们就如何提高支具的舒适性、隐蔽性不断进行学习和改进。图 4-75 为德国支具分型体系,针对不同的侧弯类型,采用不同类型的支具,以达到最佳的矫形效果。

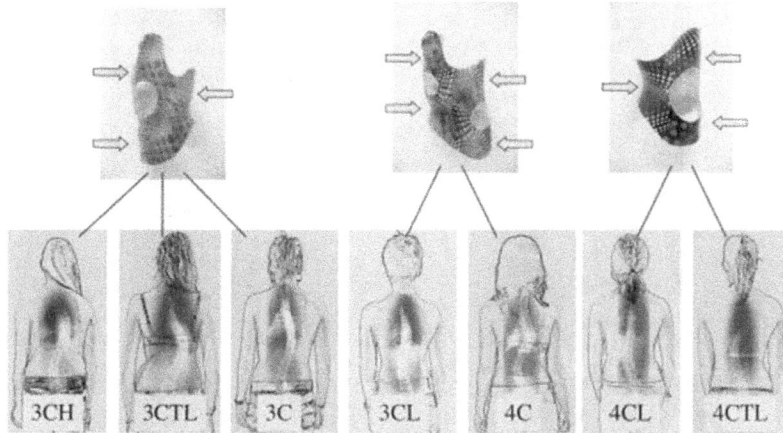

图 4-75　德国支具分型体系

王某,男,14 岁,骨龄 3 级。身高 1.69 米,坐高 87 厘米,体重 50.3 千克。于 2013 年 8 月发现脊柱侧弯,主弯在腰部(如图 4-76),单腰右弯,属于分型体系的 4CL,Cobb 角 25 度,骨盆水平,肩部左高右低。近日在西安工作室定制支具。戴支具拍片(如图 4-77),显示脊柱力线正常。腰部侧弯矫正到－2 度,矫正率为 108%。根据片子建议孩子稍松拉带。同时教授腰背肌锻炼方法和矫形体操。图 4-78 分别为孩子穿支具后面观和侧面观。

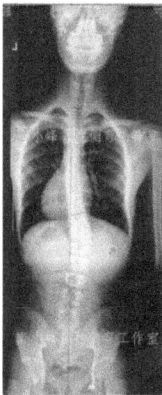

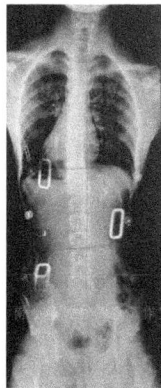

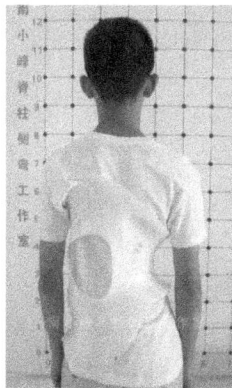

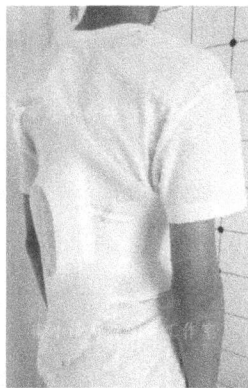

图 4-76　原始片　图 4-77　支具片　　图 4-78　支具后面观及支具侧面观

(五)西安 13 岁女孩脊柱侧弯支具矫形一例报告

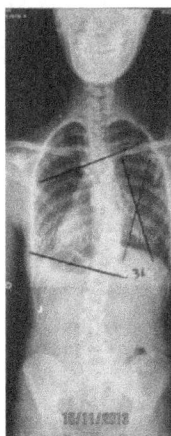

图 4-79　初次发现侧弯

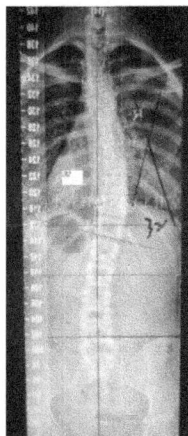

图 4-80　支具前片子

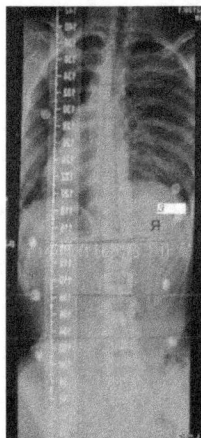

图 4-81　支具片

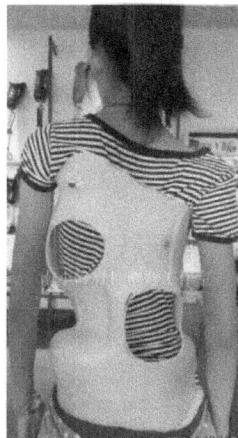

图 4-82　支具后面观

　　王某,女,13 岁,于 2013 年 8 月发现脊柱侧弯(如图 4-79),Cobb 角 36 度,诊断为特发性的脊柱侧弯。在西安当地医院制作支具矫形,未戴支具拍片检查矫形效果。近日在我工作室检查,建议不戴支具复查 X 线,测量度数为 32(如图 4-80)。鉴于孩子月经刚来两月,还有矫形时间,建议更换支具。戴上我工作室制作的色努支具后拍片(如图 4-81),测量度数为 3 度,矫正率为 90%。颈椎部分有 10 度左右弯曲,只能通过体操和主动运动矫正。图 4-82 为戴支具后面观。

　　半年后复查时,脱支具 48 小时,拍片复查(如图 4-83),胸弯矫形到 22 度。

相比 2013 年 11 月，好转了 10 度左右。鉴于孩子体态控制能力较好，我们为孩子更换新式色努支具时将支具左侧骨盆做开放式设计，提高穿戴舒适性和隐蔽性。戴支具拍片（如图 4-84），显示支具内胸弯 2 度，力线正。图 4-85 为孩子戴支具后面观。

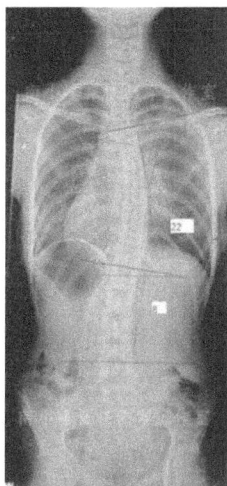

图 4-83　半年后复查　　　图 4-84　新支具支具片　　　图 4-85　支具后面观

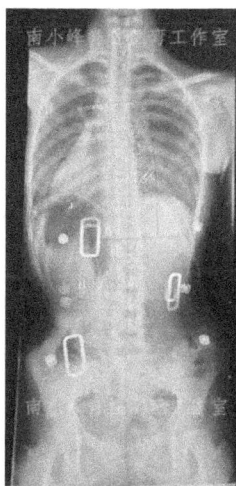

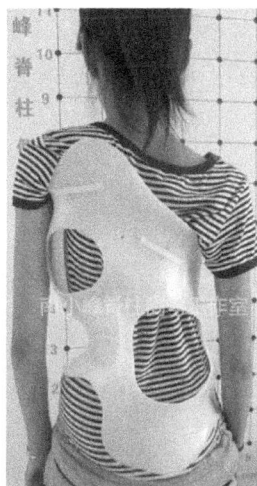

（六）骨盆开放型新式色努支具矫形中度脊柱侧弯一例报告

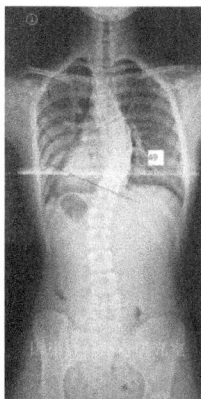

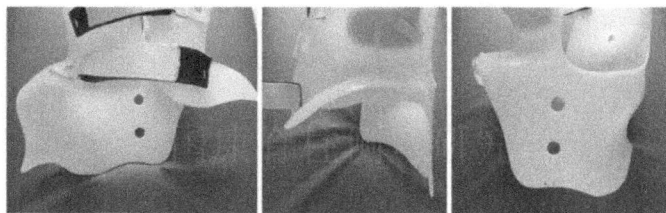

图 4-86　原始片　　　　　图 4-87　骨盆开放型支具细节展示

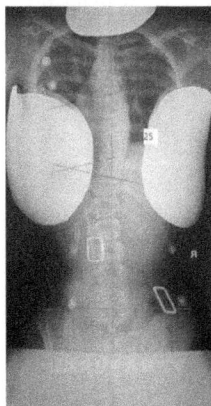

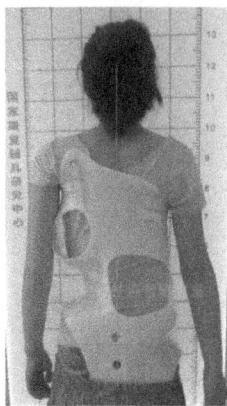

图 4-88　支具片　　　　　图 4-89　支具后面观

　　张某,女,12 岁,骨龄 3 级,月经来潮一年。身高 1.63 米,坐高 85 厘米,于 2013 年 4 月发现脊柱侧弯,主弯在胸部(如图 4-86),Cobb 角 49 度。同时在腰部和颈部各有一个代偿弯曲。矫形治疗过程:在当地和北京某医院各做了一个支具,由于孩子配合和支具等原因,最近复查侧弯有所加重。于近日在国家康复辅具研究中心脊柱侧弯研究室定制新式色努支具,考虑到孩子脊柱整体力线很正,决定制作骨盆开放型支具(如图 4-87),提高支具的隐蔽性、舒适性和美观性。戴支具拍片,脊柱力线正常(如图 4-88)。胸部侧弯矫正到 25 度,矫正率为 49%。同时教授腰背肌锻炼方法和矫形体操。图 4-89 为孩子穿支具后面观。

三、德国 GBW 支具矫形病例

　　GBW 支具是 Gensingen,Brace,Weiss 三个英文单词的缩写,是 Weiss 博士对他的支具的最终命名。Gensingen 是 Weiss 博士诊所所在的小镇的名字,Brace 是支具的意思,Weiss 则是他的名字。

　　GBW 支具不同于以往的传统支具,传统支具由技师石膏取型,手工制作石膏模型,最终加工出支具。GBW 支具用最先进的 3D 扫描技术取得孩子身体数据(如图 4-90),由 Weiss 博士亲自设计出 3D 模型(如图 4-91),再用数控机床加工出支具模型,最后做出支具。所以,GBW 支具是由计算机全程控制,再加上 Weiss 博士最新的矫形理念,制作出的最有效、最隐蔽、最小巧的支具。

　　我工作室 2014 年 10 月开始引进德国 GBW 支具,所有孩子的病情诊断和支具的设计都是由德国 Weiss 博士完成,材料也是德国进口聚乙烯。这些保证了每个孩子都能获得最有效的支具矫形效果。

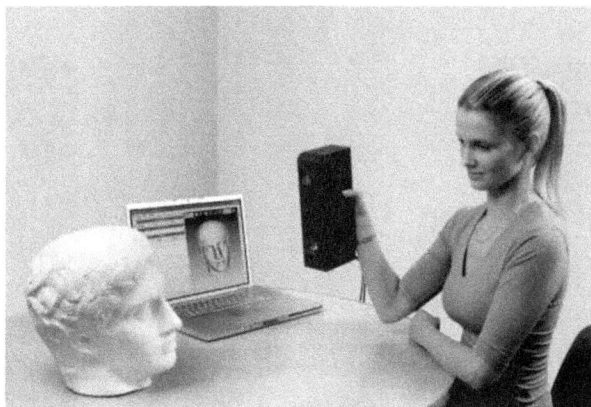

图 4-90　最先进的 3D 扫描技术

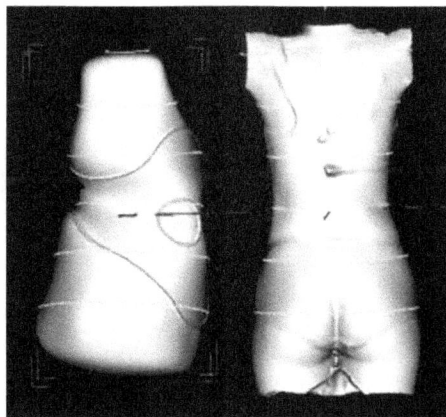

图 4-91　支具设计

注:左边为支具模型,右边为孩子的原始身体数据。

(一)德国 GBW 支具矫形大体重脊柱侧弯患者一例报告

　　孙某,女,2000 年出生,身高 1.77 米,体重 83 千克。在脊柱侧弯孩子中大体重的患者较为少见,该患者体重超出正常标准 20 千克左右,并且年龄偏大,孩子胸部向右侧弯 42 度(如图 4-92)。家长为了抓住最后的矫正时机,选择定制德国 GBW 支具。我们将孩子的各种数据发给德国 Weiss 博士。经过 Weiss 博士诊断分析后，发给我们支具的模型文件。我们通过数控铣床得到模型实物，最终制作出支具。经过调试，戴支具拍片（如图 4-93），孩子的胸部侧弯由 42 度矫正到 17 度，矫正率为 60%。对于这样体重大、年龄大的孩子，这个矫正效果已经非常理想。

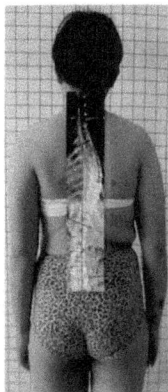

图 4-92 胸右弯 42 度体表对照

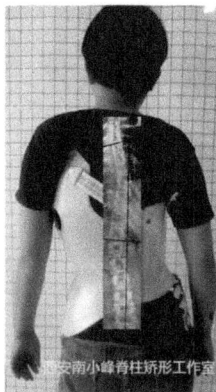

图 4-93 支具后面观及支具片效果

（二）德国 GBW 支具矫形特发性脊柱侧弯一例报告

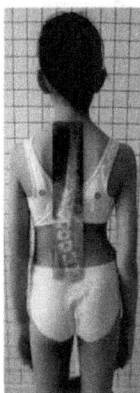

图 4-94 原始片及支具片对照

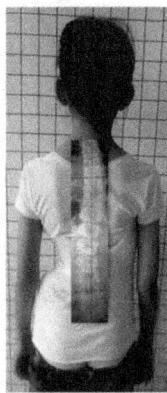

图 4-95 支具后面观及支具片效果

王某，女，2005 年出生，孩子胸腰部向左侧弯 30 度。背部左高右低，右侧髋部向右突出（如图 4-94）。家长为了孩子能尽快得到有效治疗，选择定制德国 GBW 支具。我们依然将孩子的各种数据发给德国 Weiss 博士。经过 Weiss 博士诊断分析后，发给我们支具的模型文件。我们通过数控铣床得到模型实物，最终制作出支具。经过调试,戴支具拍片(如图 4-95),胸腰部侧弯由 30 度矫正到 4 度,矫正率为 87%。而且支具非常小巧、隐蔽。需要特别说明的是,由于采用了最先进的 3D 扫描技术,支具内部空间可以控制得非常精确,在不影响孩子发育的情况下,将支具做得最服帖,孩子更容易接受。

(三)53 度的脊柱侧弯女孩使用德国 GBW 支具矫形一例报告

刘某,女,2001 年出生,孩子发生脊柱侧弯后,家长一直在北京为其定制支具,但脊柱侧弯度数仍在不断增加。于 2015 年 5 月来我工作室咨询德国支具。经过实际测量,检查,发现孩子的侧弯度数已经发展到 53 度(如图 4-96),多家医院都建议手术。经过我的详细分析,鉴于孩子年龄尚小,月经初潮未来,而且,孩子的侧弯曲线是比较好矫正的 C 弯,决定为其定制德国 GBW 支具,并配合有 90 多年历史的施罗斯矫形体操。经过中间的几次复查,孩子的侧弯度数不断减少。2016 年 3 月,孩子脱支具两天拍片,度数减少到 30 度,体表改善非常明显(如图 4-97)。

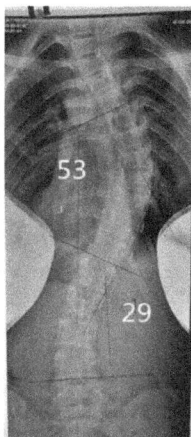

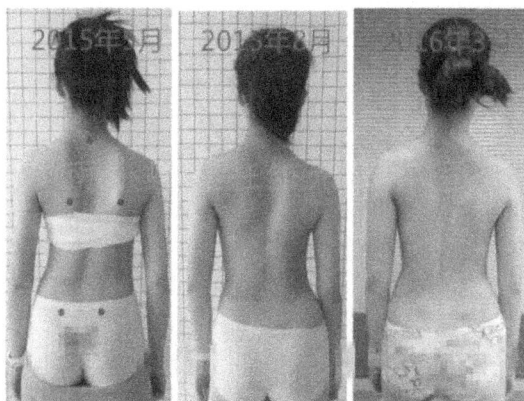

图 4-96　原始片　　　　图 4-97　10 个月治疗后,体表明显改善

(四)13 岁女孩戴德国 GBW 支具八个月的改善效果

王某,女,2002 年出生,特发性脊柱侧弯 40 度,脊柱整体偏右(如图 4-98)。2015 年 6 月在我工作室定制德国 GBW 矫形支具,戴支具拍片 19 度,经过 8 个月左右的治疗,孩子体表恢复良好(如图 4-99),脊柱无偏移,度数减少到 34 度。于 2016 年 2 月在我杭州工作室更换新支具继续治疗。

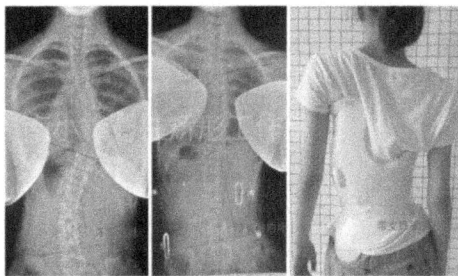

图 4-98 初带支具细节展示

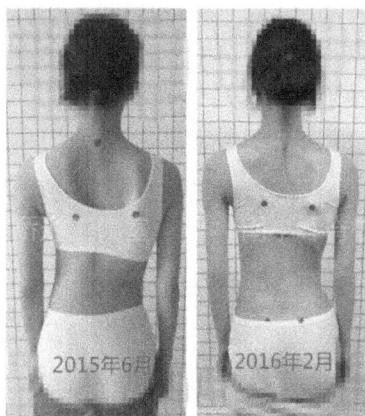

图 4-99 8 个月治疗后体表恢复情况

(五)德国 GBW 支具三个月复查结果

刘某,男,2000 年 9 月出生,身高 1.78 米,坐高 93 厘米,体重 67 千克。如图 4-100 所示,孩子脊柱侧弯发生在胸腰段,向右呈 C 型。脊柱偏移较大,趋势明显。Cobb 角 38 度,背部倾斜角(俗称剃刀背)16 度。于 2015 年 8 月在我工作室制作德国 GBW 支具,戴支具拍片,Cobb 角 3 度,矫正率为 92%。

三个月后,孩子复查时,背部倾斜角减少到 11 度,改善 5 度。体表拍照对比(如图 4-101),身体偏移改善明显。

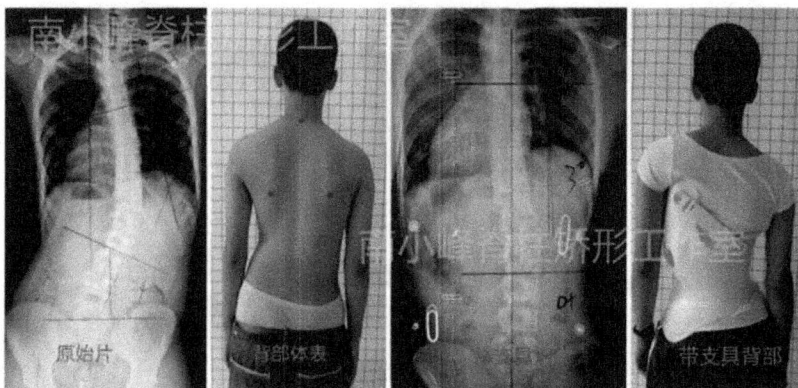

图 4-100 穿戴支具前后对比

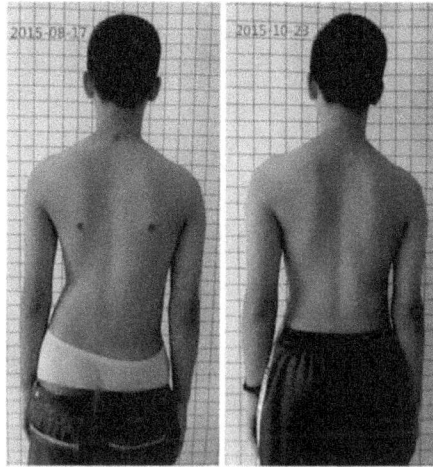

图 4-101　三个月复查体表拍照对比

（六）德国 GBW 支具矫形结果分享

张某,女,2001 年出生,2015 年发现脊柱侧弯,度数 44 度(如图 4-102),脊柱严重偏移到左侧,右髋处凹陷厉害,多家医院建议手术治疗。经德国专家诊断,决定先采取保守治疗,用先进的 GBW 支具配合历史悠久的施罗斯矫形体操。2015 年 2 月张某戴上支具,拍片检查为 8 度,中间家长和孩子配合非常好,每天坚持 22 小时穿戴,三个月左右复查一次。来工作室复查时,孩子脱支具拍片为 22 度,度数明显减少,体表基本对称(如图 4-103),最关键的脊柱偏移问题得到非常好的矫正。一年多时间,矫正了大部分畸形,避免了手术。

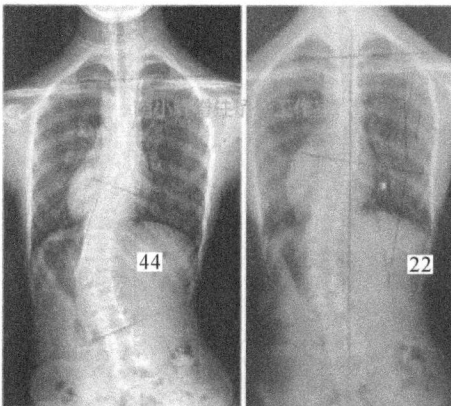

图 4-102　支具一年前后 X 线片对比

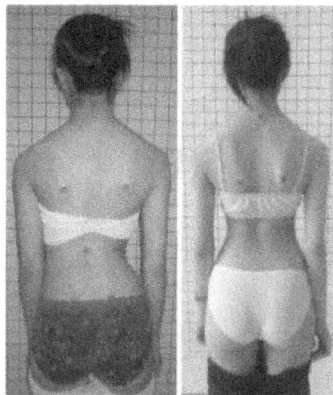

图 4-103　一年后复查体表变化

(七)其他德国 GBW 脊柱侧弯支具应用实例报告

孩子发生脊柱侧弯后,家长一般非常紧张,病急乱投医,今天按摩,明天牵引,后天美式整脊,尝试各种治疗方法,殊不知孩子的治疗时机最为重要。目前,国际上最为有效的保守治疗方法只有支具和矫形体操。我们引进德国的 3D 支具,同时教给孩子经典的施罗斯体操,让孩子得到最大程度的恢复。

(1)肖某,女,1999 年出生,月经两年多,骨龄 4 级,胸部侧弯 16 度,腰部侧弯 22 度(如图 4-104),背部倾斜角 7 度(如图 4-105)。来我工作室定制德国 GBW 支具后,腰部侧弯由 22 度矫正到－10 度(如图 4-106),矫正率为 140％。图 4-107 为戴支具后面观。

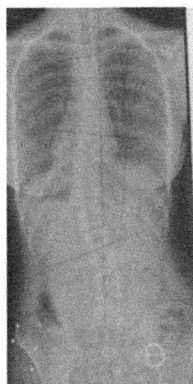

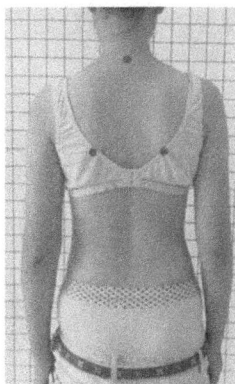

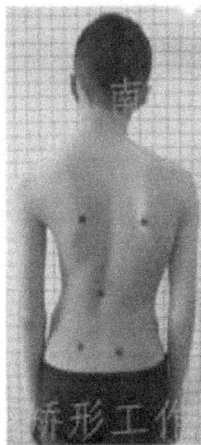

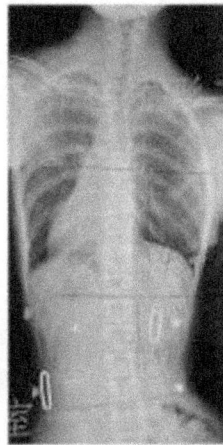

图 4-104　原始片　　　图 4-105　背部照片　　　图 4-106　支具片　　　图 4-107　支具后面观

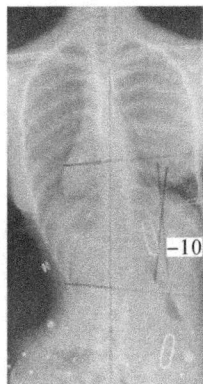

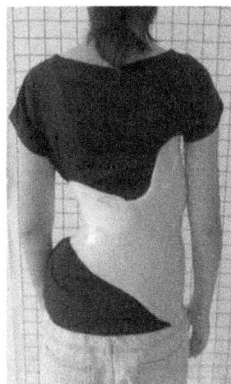

图 4-108　背部照片　　　图 4-109　原始片　　　图 4-110　支具后面观　　　图 4-111　支具片

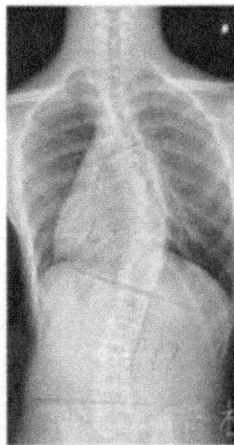

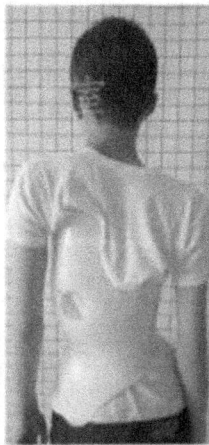

（2）蔡某，男，2001年出生，发现脊柱侧弯1年多，胸部侧弯40度，腰部侧弯17度，骨龄3级。胸部的背部倾斜角7度，腰部2度。孩子在五一期间参加了我们的德国支具定制活动。本次活动邀请乌克兰支具专家马克西姆来我工作室为15位脊柱侧弯孩子定制德国GBW支具，并教授施罗斯矫形体操。图4-108和图4-109分别为孩子背部照片及原始X线片，图4-110和图4-111分别为孩子戴支具背部照片及戴支具X线片，胸部侧弯由40度矫正到4度，矫正率为90％。

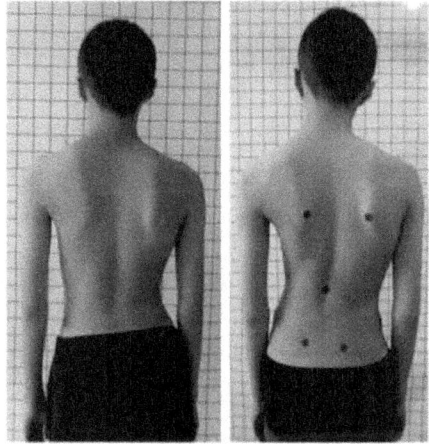

图4-112　3月后复查时体表变化

3个月后复查，背部旋转度从7度下降到3度。背部照片如图4-112，体表改善非常理想。

（3）王某，女，2001年出生，发现特发性脊柱侧弯2年多，胸部侧弯41度，腰部侧弯30度，骨龄4级。胸部的背部倾斜角12度，腰部－3度。家长自发现孩子脊柱侧弯后，一直在南京某知名医院的合作厂家定制支具矫形。但孩子的侧弯度数仍在增加，之后来我工作室定制德国GBW支具，图4-113和图4-114分别为孩子背部照片及原始X线片，图4-115和图4-116分别为孩子戴支具背部照片及戴支具X线片，胸部侧弯由41度矫正到8度，矫正率为80％。

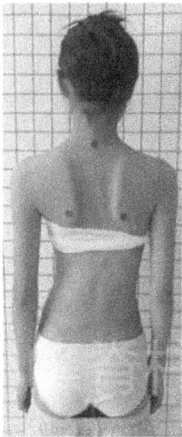

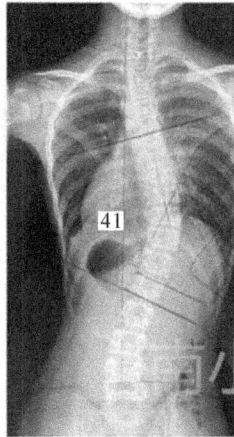

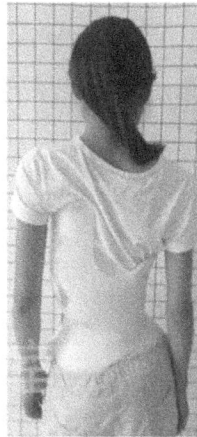

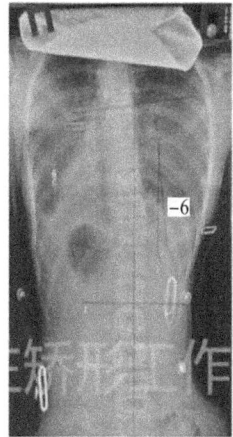

图4-113　背部照片　　图4-114　原始片　　图4-115　支具后面观　　图4-116　支具片

（4）刘某，女，2000 年出生，骨龄 4 级，月经一年半。发现脊柱侧弯时，胸部侧弯 30 度，腰部侧弯 19 度。胸部的背部倾斜角 12 度，也就是剃刀背较明显。家长决定给孩子定制德国 GBW 支具，提高孩子的穿戴舒适性和隐蔽性。图 4-117 和图 4-118 分别为孩子背部照片及原始 X 线片，图 4-119 和图 4-120 分别为孩子戴支具背部照片及戴支具 X 线片，胸部侧弯由 30 度矫正到－6 度，矫正率为 120％，腰部侧弯由 19 度矫正到 5 度。

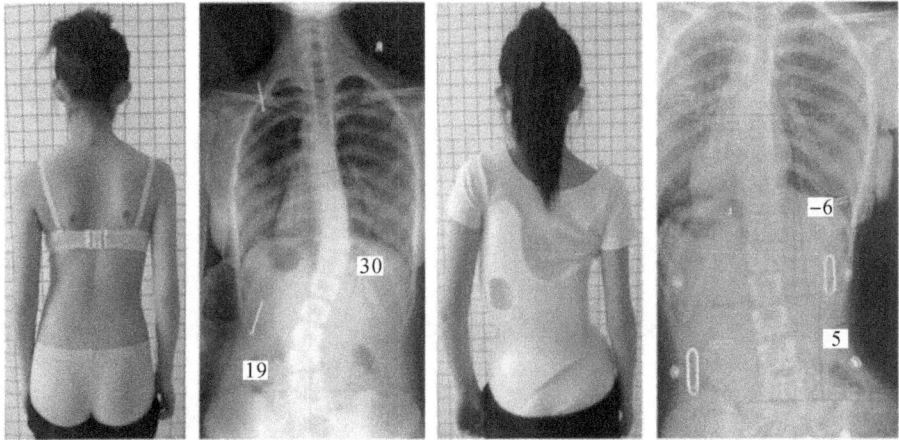

图4-117　背部照片　　图 4-118　原始片　　图 4-119　支具后面观　　图 4-120　支具片

（5）孙某，女，2000 年出生，胸腰部侧弯 36 度，骨龄 4 级，月经两年多。胸部的背部倾斜角 10 度，家长决定给孩子定制德国 GBW 支具。图 4-121 和图 4-122 分别为孩子戴支具前后的 X 线片，腰弯由 36 度矫正到 5 度，矫正率为 86％。图 4-123 为孩子戴支具后面观。最后教授德国施罗斯矫形体操，配合矫正侧弯。

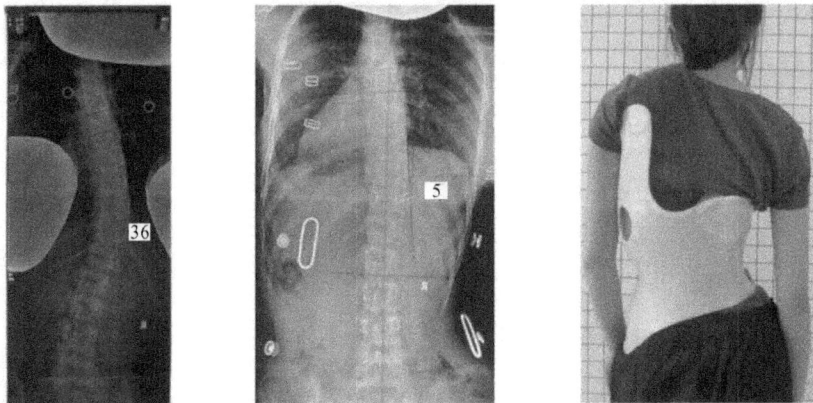

图 4-121　原始片　　　　图 4-122　支具片　　　　图 4-123　支具后面观

　　(6)赵某,女,2001 年出生,腰部侧弯 44 度,胸部代偿弯曲 20 度,骨龄 4 级,腰部的背部倾斜角 6 度。家长决定给孩子定制德国 GBW 支具,提高孩子的穿戴舒适性和隐蔽性。图 4-124 和图 4-125 分别为孩子戴支具前后的 X 线片,腰弯由 44 度矫正到 8 度,矫正率为 82％。图 4-126 为孩子戴支具后面观。最后教授德国施罗斯矫形体操,配合矫正侧弯。

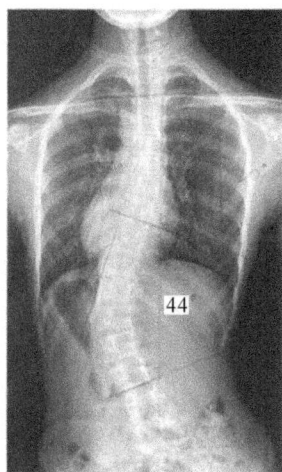

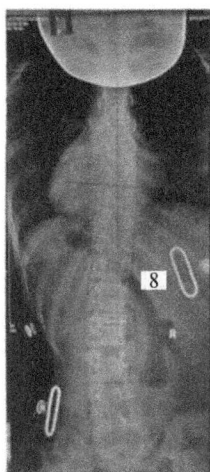

图 4-124　原始片　　　　图 4-125　支具片　　　图 4-126　支具后面观

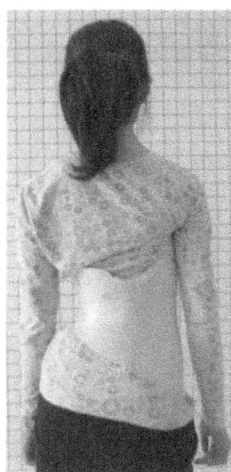

　　(7)王某,女,2001 年出生,Cobb 角 27 度,胸部代偿弯曲 12 度,腰部的背部倾斜角 5 度,骨龄 4 级。家长决定给孩子定制德国 GBW 支具。图 4-127 和图 4-128 分别为孩子戴支具前后的 X 线片,腰弯由 27 度矫正到 8 度,矫正率为 70％。图 4-129 为孩子戴支具四面观。同时,我们也有多种花色的支具可供选择。最后教授德国施罗斯矫形体操,配合矫正侧弯。

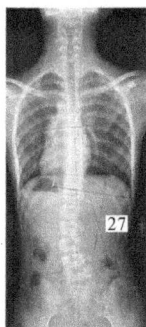

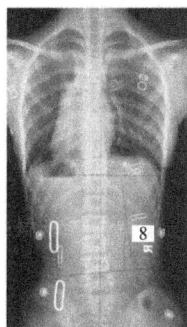

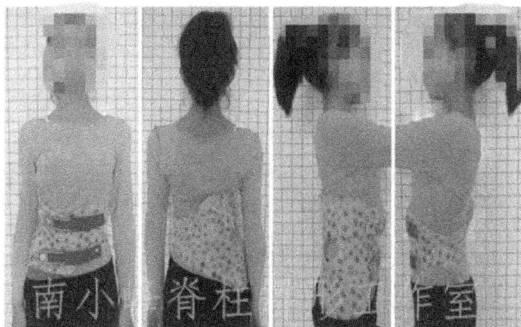

图 4-127　原始片　图 4-128　支具片　　　　图 4-129　支具四面观

（8）刘某,女,2001 年出生,云南傈僳族,骨龄 3 级,发现脊柱侧弯半年左右,Cobb 角 27 度（如图 4-130）。发现后在昆明当地制作支具治疗,后经复查,侧弯发展到 39 度（如图 4-131）,家长决定给孩子定制德国支具。如图 4-132 所示,胸弯由 39 度矫正到 0 度,矫正率为 100％。图 4-133 为孩子戴支具的照片。支具非常小巧,隐蔽。同时教授施罗斯矫形体操。

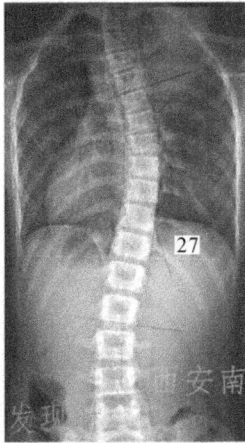

图 4-130　初次发现　　图 4-131　侧弯加重　　图 4-132　德国支具支具片效果

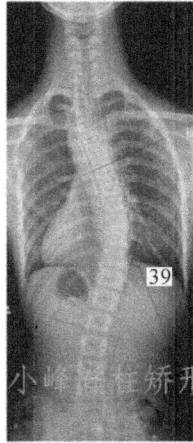

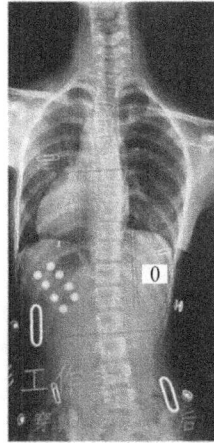

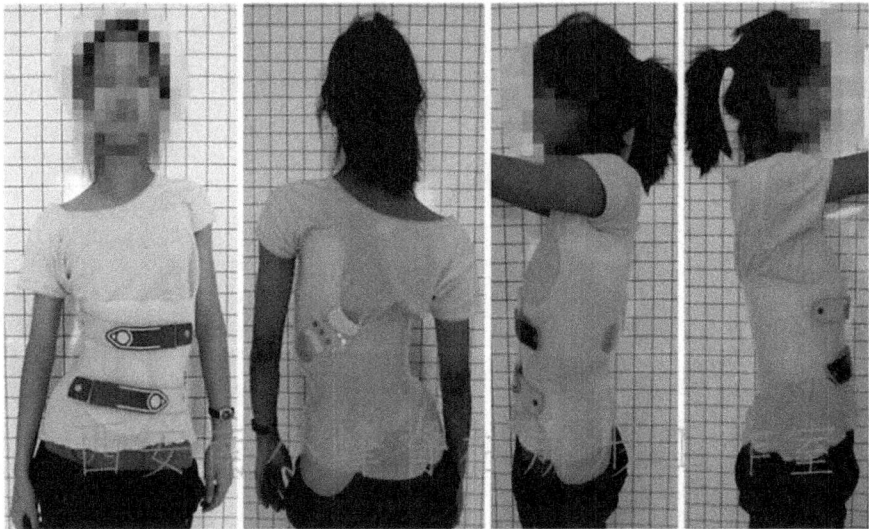

图 4-133　支具四面观

（9）杨某，女，1999 年出生，骨龄 4 级，发现脊柱侧弯多年，胸腰椎都有弯曲，Cobb 角 27 度，脊柱整体偏左较多。考虑到孩子戴其他国内支具心理压力较大，家长决定给孩子定制德国支具。同时教授施罗斯矫形体操。图 4-134 和图 4-135 分别为孩子戴德国支具前后的 X 线片，胸弯由 27 度矫正到 8 度，矫正率为 70％；腰弯由 27 度矫正到 3 度，矫正率为 89％。图 4-136 为孩子戴支具四面观。

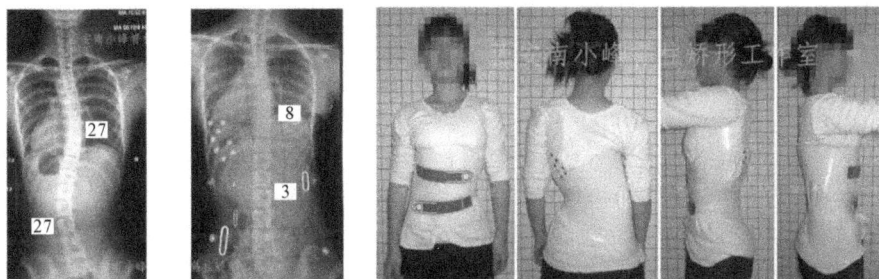

图 4-134　原始片　图 4-135　支具片　　　　图 4-136　支具四面观

（10）张某，女，2000 年出生，身高 1.71 米，坐高 92 厘米。骨龄 4 级，发现脊柱侧弯多年，主弯在胸部，Cobb 角 40 度。从发现孩子脊柱侧弯至今一直支具矫形，但背部倾斜角还有 20 度。考虑到孩子戴其他国内支具心理压力较大，家长决定给孩子定制德国支具，提高孩子的穿戴舒适性和隐蔽性。经过数据扫描、测量、拍照，我们将孩子的各种数据（如图 4-137）发给德国 Weiss 博士。经过 Weiss 博士诊断分析后，发给我们支具的模型文件（如图 4-138）。我们通过数控铣床得到模型实物，最终制作出支具。同时教授施罗斯矫形体操。图 4-139 为孩子戴普通支具和 Weiss 博士所设计的支具的对比照，胸弯由 40 度矫正到 15 度，矫正率为 63％。图 4-140 为孩子戴支具后面观。

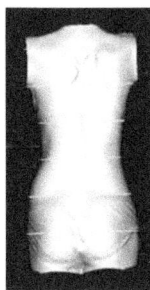

图 4-137　孩子身体三维扫描数据

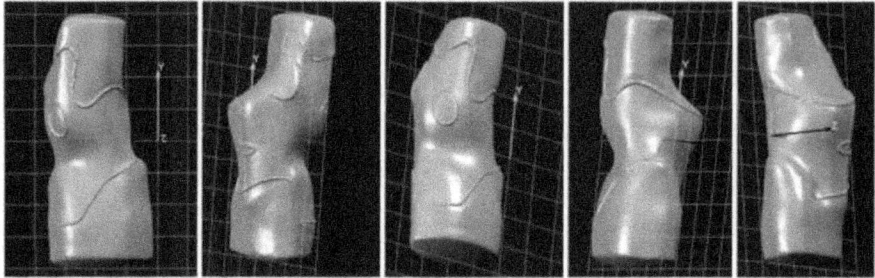

图 4-138　Weiss 博士设计的支具模型

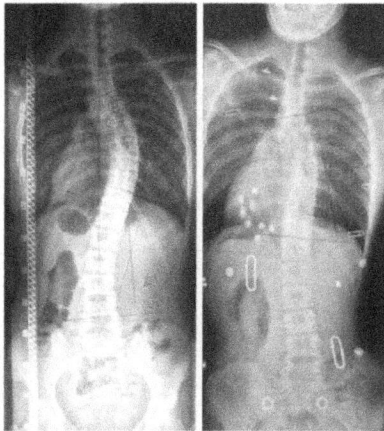

图 4-139　孩子戴支具拍片对照

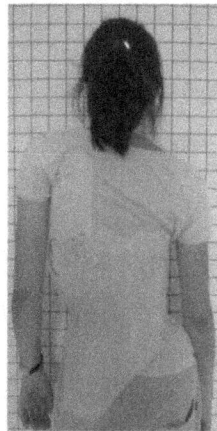

图 4-140　孩子戴支具后面观

　　(11)杨某,女,2001 年出生,2015 年发现脊柱侧弯呈 S 型弯曲,胸弯 36 度,腰弯 40 度(如图 4-141)。脊柱偏移到左侧,骨盆不水平,右髋高。经过德国专家诊断,决定先采取保守治疗,采用先进的 GBW 支具配合历史悠久的施罗斯矫形体操。图 4-142 为 Weiss 博士设计的支具模型。2016 年 6 月份,孩子戴上支具,拍片检查上下各是 8 度,中间家长和孩子配合非常好,每天坚持 22 小时穿戴,三个月左右复查一次。之后,由于孩子发育,需要更换新支具。孩子脱支具拍片(如图 4-143)胸弯减少到 21 度,腰弯减少到 20 度。一年后体表基本对称(如图 4-144),可以看到腰部三角从原来的大小不一恢复到对称。从片子可以看出,原来由于侧弯引起的骨盆不水平问题,通过腰弯的度数减少也明显改善。所以,大部分的骨盆问题都是侧弯引起的,侧弯改善,骨盆就水平。

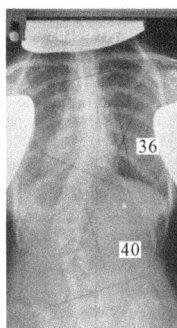

图 4-141 2015 年 7 月原始片

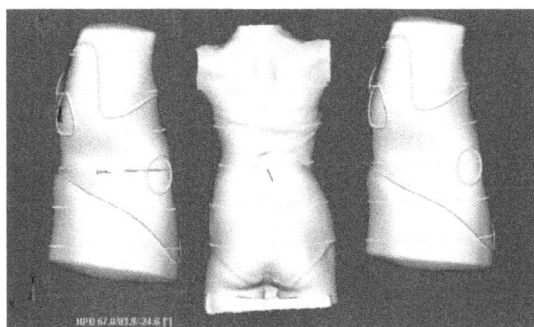

图 4-142 Weiss 博士设计的支具模型

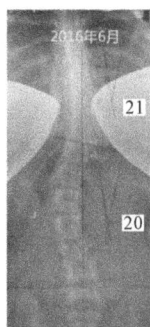

图 4-143 2016 年 7 月支具片

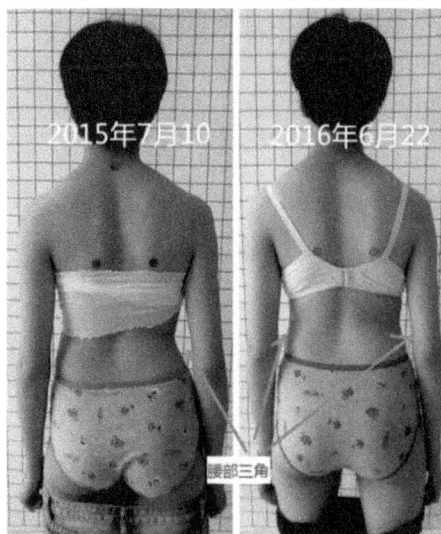

图 4-144 一年时间的体表变化

第五章　体操矫形脊柱侧弯及相关锻炼方法

脊柱侧弯后,家长对孩子的锻炼有两种极端看法:一种是想通过锻炼来矫正侧弯,每天游泳 1000 米,仰卧起坐 200 个……锻炼强度非常大;另一种是让孩子基本不参加体育活动,体育课也不上。今天,就脊柱侧弯孩子怎么锻炼和做什么体操来详细说明一下,希望可以给各位家长一些帮助和启示。

一般,我们将孩子的运动分为四种:(1)孩子的正常活动,比如打篮球、跑步、打羽毛球等。这些和正常孩子一样,不用限制。但高对抗和高负重的运动不要做,比如举重,对抗踢足球等。(2)针对脊柱侧弯小孩,柔韧性越好,侧弯越容易矫形。脊柱侧弯会使胸廓变形,导致孩子的肺功能下降。为了提高身体的柔韧性和肺活量,需要多进行游泳、吹气球等活动。(3)要加强脊柱侧弯小孩的脊柱肌力,原因有两个:第一,戴支具会导致肌肉萎缩,因此要锻炼腰背肌能减少支具副作用;第二,肌力越好,对脊柱的控制力越强,最终卸掉支具时,侧弯的反弹会越少。(4)进行体操矫形,这也是最难的,需要支具师和矫形师共同针对每个孩子进行设计,平衡背部肌力,通过各种动作矫正脊柱侧弯,包括矢状面的平背等畸形。

脊柱侧弯孩子的日常体育锻炼很重要,我们主张一定要让孩子尽量参与各种活动,不要做过多的限制。但运动医学研究发现,部分球类运动项目,如网球、羽毛球、乒乓球等,主要是动员一侧的肌群来参与运动,长期容易造成一侧的肌肉明显比对侧发达,甚至可能造成两侧的骨骼发育也不均衡,严重的话还会导致脊柱侧弯。因此,如果长期进行这种一侧肢体为主的运动项目,就需要多注意锻炼另一侧的肢体,以保证两侧肢体的均衡发展。

所以,已经脊柱侧弯的孩子尤其要注意多做两侧均衡用力的运动,比如游泳,跑步等。下面就对各种锻炼进行分类。

一、矫形体操

（一）德国施罗斯矫形体操

施罗斯脊柱侧弯矫形体操是德国最著名的理疗康复专家 Katharina Schroth 女士发明的，该方法创立于 1921 年，解决了大 Cobb 角度的脊柱侧弯如何进行保守治疗的问题。Katharina Schroth 女士也是脊柱侧弯患者，由于当时无法进行脊柱侧弯的手术治疗，在求医无门的情况下，为了对自身的脊柱侧弯进行治疗，她经过多年的自我训练，总结出了一套脊柱侧弯保守治疗的方法，建立了德国到目前为止广受好评的黄金康复标准体系，在欧洲康复界有着极高的地位。

即使是今天，非常严重的脊柱侧弯（Cobb 角度超过 5 度）在中国仍然被认为是无药可救的。这意味着，当前的任何医学方法都无法对这个问题提供一个比较理想的解决方案，最终的结果一般只有采用手术的治疗方法。但是这种做法常常会面临一个困境，那就是病人经常是那些年龄很小

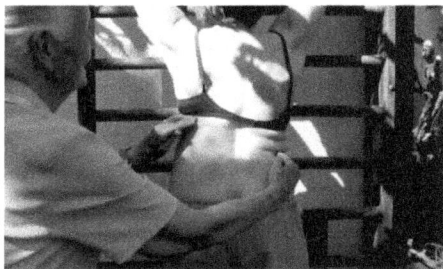

图 5-1　Weiss 博士的母亲在给患者治疗

的群体。手术治疗常常会牵涉很多复杂的问题，哪怕是那些手术记录非常成功的令人非常难以置信的案例也同样如此。放眼世界，能够对非常严重的脊柱侧弯进行非手术的物理康复治疗的最有效和最理想的方法首推 Schroth Method（施罗斯矫形体操）。

施罗斯体操非常适合严重脊柱侧弯，可以帮助患者维持度数，减少症状。施罗斯体操的发明人自己就患有脊柱侧弯，没有进行手术，而是通过自创的方法改善体表外观，维持度数。具体可以到施罗斯的英文网站了解（网址：http://www.schrothmethod.com）。图 5-1 是 Weiss 博士的母亲在给患者治疗。

德国施罗斯矫形体操引进国内已经有两年左右，我们教过的人包括青少年、成年人、老年人。从复查的情况看，学会体操并不难，难的是做得到位、精准。只有做得到位、精准，才能起到很好的作用。

笔者发现，大家在练习体操时普遍比较轻松，并不是很累，这说明每天一个

小时的练习流于形式,实际作用并不大。如何才能做得更好呢?关键是在学会的基础上,吹气时脊柱的所有肌肉要收缩,参与吹气的过程。这点很重要,并不只是摆个姿势那么简单。如图 5-2 所示,在做具体体操动作时,脊柱非常直,两侧的肌肉绷紧、鼓起,将脊柱控制在很好的位置。

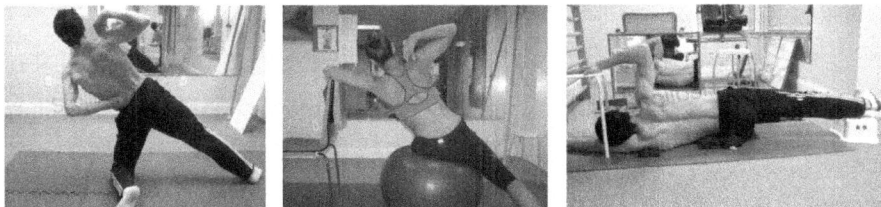

图 5-2 做操时需控制好脊柱的位置

提示:德国施罗斯脊柱侧弯矫形体操是根据不同的侧弯曲线采用不同的动作,如要学习请上官网联系,就近学习(网址:www. schrothbestpractice. net)。

附

德国百年施罗斯体操矫形脊柱侧弯视频地址:http://blog. sina. com. cn/s/blog_63811b6e0102v5b8. html

http://blog. sina. com. cn/s/blog_63811b6e0102v5d7. html

德国施罗斯矫形体操中文版:http://v. youku. com/v_show/id_XMTUyN-TI0NDU0NA==. html? from=y1. 7-2

(二)胸右腰左 S 型脊柱侧弯锻炼方法

脊柱侧弯矫形方法很多,目前最有效的还是支具和矫形体操。现介绍一个非常有效的矫形动作,对于各种侧弯类型均适用。如图 5-3 所示,孩子取左侧位躺下(本文以最常见的胸右腰左侧弯为例,反弯的孩子侧向右边),头枕于左胳膊上,右手扶肩(抗胸椎旋转),左侧腰部垫上垫子矫形腰弯。左腿屈髋屈膝 90 度,右腿与身体平行放置在小凳上。腰部可以拉牵引带也可以不用。准备好姿势后,头向上顶,同时脚后跟向下蹬,主动牵引脊柱,每天练习 15 分钟。需要说明的是,腰椎侧弯度数大的孩子,腰垫也相应地要垫的高一些,右手插于髋部,单胸弯曲的腰垫要略低一些。

附

胸右腰左 S 型矫形操视频：http://blog. sina. com. cn/s/blog_63811b6e0101r47a. html

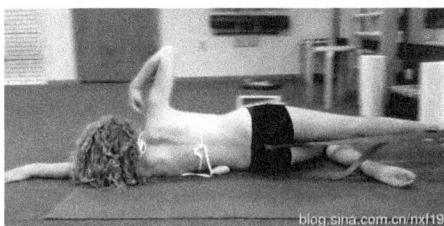

图 5-3 胸右腰左侧弯的矫形动作

(三)侧移运动和提拉运动

1. 侧移运动

侧移运动最早由 Mehta 提出，是指躯干向弯曲凹陷部位侧向位移。在采取侧移站立位时，通过减轻或逆转下终椎的侧向倾斜，从而矫正弯曲（如图 5-4）。患者被指示反复使躯干向弯曲凹陷侧偏移，并在采取站立位时保持该侧移姿势10 秒，在采取坐立位时保持侧移姿势不动。

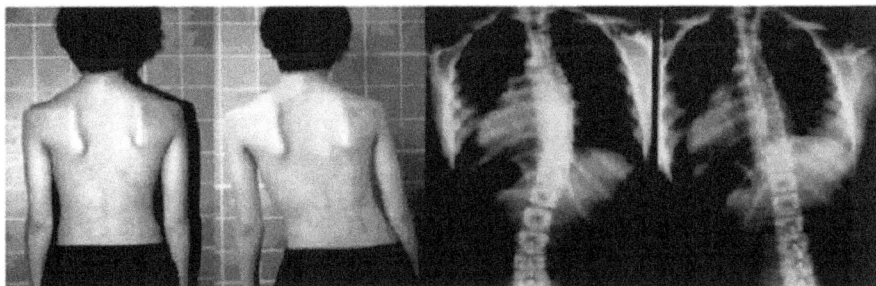

图 5-4 正常站立位、侧移站立位及对应 X 线片

图 5-4 中，患者分别采取正常站立位和侧移站立位。在侧移站立位时，下终椎侧向倾斜发生逆转，从而矫正弯曲。

若 C7 铅垂线在骶骨高度偏向弯曲凸侧，则进行较大幅度的侧移；若 C7 铅垂线在骶骨高度偏向弯曲凹陷侧，则进行较小幅度的侧移。对于双主弯，则治疗须针对较大的弯曲。

2. 提拉运动

对于腰弯或胸腰弯曲的矫正,建议进行提拉运动。患者被指示在保持髋关节和膝关节伸直时,提起位于弯曲凸侧的脚跟,并保持该姿势10秒钟。在保持提拉姿势时,弯曲凸侧的骨盆升高,导致下终椎侧向倾斜降低或逆转,从而矫正弯曲。

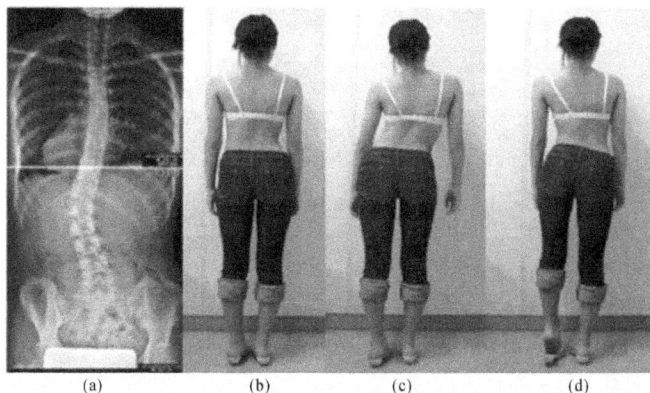

(a)   (b)   (c)   (d)

图 5-5　提拉运动

如图 5-5 所示,对于腰弯(a)或胸腰弯曲(b)的矫正,建议采用侧移运动(c)或提拉运动(d)。

3. 提拉—侧移运动

对于双主弯的矫正,建议采用提拉—侧移运动。患者被指示提起位于下弯凸侧的脚跟(提拉运动),并利用手臂保持下弯稳定,同时将躯干移向上弯凹陷侧(如图 5-6)。

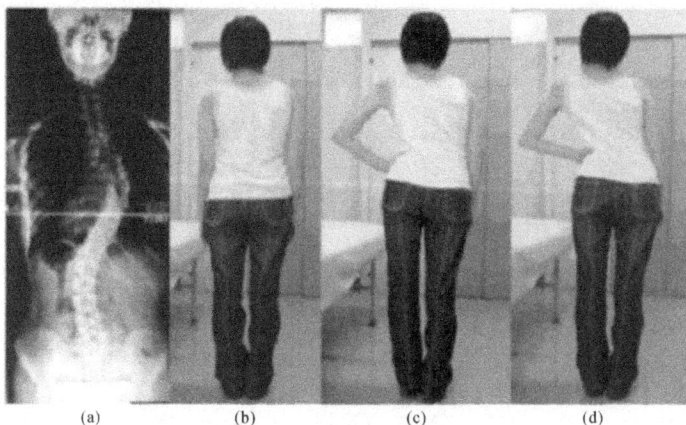

(a)   (b)   (c)   (d)

图 5-6　提拉侧移运动

侧移运动和提拉运动是治疗特发性脊柱侧弯的有效方式。

二、腰背肌锻炼

穿戴支具矫正脊柱侧弯会有副作用，比如肌肉萎缩、关节僵硬等，所以必须锻炼腰背肌，很多孩子通过做仰卧起坐、吊单杠、燕飞等进行锻炼。在这里，主要强调三个动作，分别用于锻炼腹肌、背肌和协调背部肌力。

如图 5-7 所示，孩子采取仰卧位，双手抱于胸前，双腿同时抬高到 45 度，停留 3 秒，再缓慢放下。主要锻炼腹肌，代替仰卧起坐，每天 20 次左右。

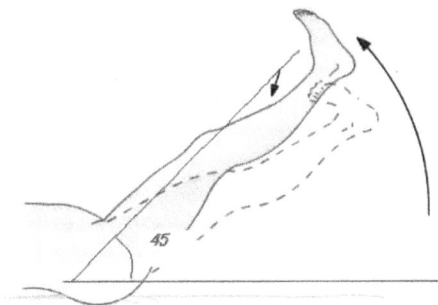

图 5-7　直腿抬高

如图 5-8 所示，孩子采取俯卧位，双手向后交叉，家长压住孩子双腿，孩子的头颈胸同时离开床面，切记头不要使劲向后，主要是胸部离开床，如果是右单胸弯，可以在起来后向右弯曲一点。

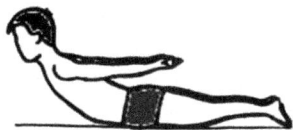

图 5-8　燕飞

如图 5-9 所示，孩子单手单腿支撑，左手右腿同时抬平，一侧做完再换另一侧，交叉锻炼。同样要停留 3 秒，慢起慢放。此动作有助于协调背部肌力。脊柱侧弯后,凸侧和凹侧的肌力不均衡,通过这个动作,可以使两侧的肌肉力量平衡。

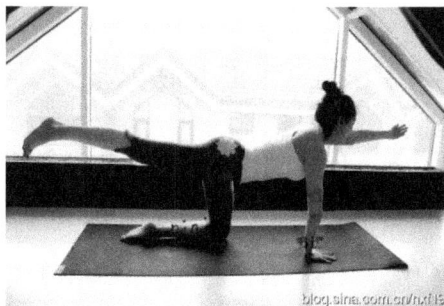

图 5-9　单腿单手支撑

附

腰背肌锻炼相关视频：http://blog. sina. com. cn/s/blog _63811b6e0101tt2g. html

三、游泳

游泳是能够对人体的组织器官产生全方位刺激作用的万能锻炼方法,具有全身性保健作用,能够有效地改善心血管系统和呼吸系统功能。游泳不仅是锻炼身体的实用方法,同时也是脊柱侧弯保守治疗体系中有效的锻炼方法。

通过游泳可以减轻脊柱的负荷,在水中可以有效减轻体重,在温暖的水中能放松脊柱凸侧被拉长的肌肉,同时改善软骨组织和骨结构的血液供应。水的阻力还可以提高孩子肌肉的耐力和灵活性,可以建立胳膊、腿部、脊柱的整体平衡。

但是,游泳并不能矫正脊柱侧弯,必须在保证支具穿戴时间的前提下进行游泳锻炼。游泳对颈柱和腰背肌很有好处,可以有目的进行潜泳,提高肺活量,泳姿不限。

附

游泳训练视频:http://blog. sina. com. cn/s/blog_63811b6e0101t1sb. html

四、肺活量与呼吸训练

脊柱侧弯发生后，往往伴随着胸廓变形，肺活量减小。侧弯度数越大越明显，有的甚至影响睡眠。如图 5-10 所示，这是一位患者的自述。

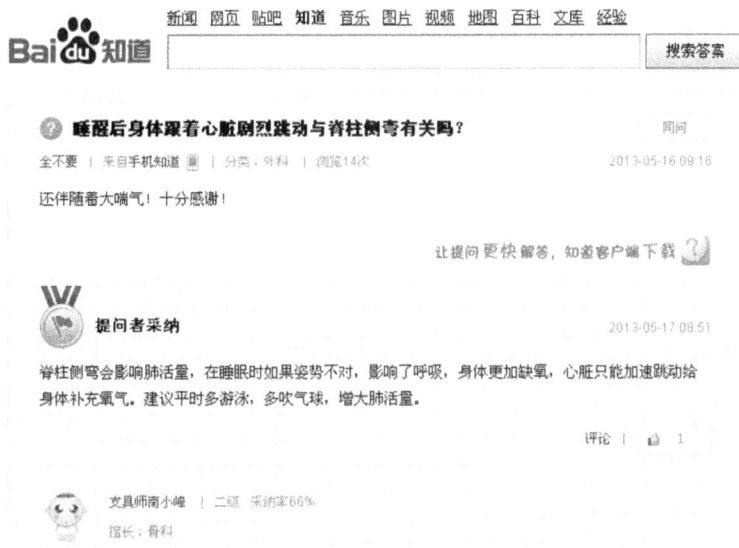

图 5-10　患者自述

以下文字来自百度百科。

肺活量是指在不限时间的情况下，一次最大吸气后再尽最大能力所呼出的气体量，这代表肺一次最大的机能活动量，是反映人体生长发育水平的重要机能指标之一。

肺活量与人的呼吸密切相关。生理学研究表明：人体的各器官、系统、组织、细胞每时每刻都在消耗氧，机体只有在氧供应充足的情况下才能正常工作。人体内部的氧供给全部靠肺的呼吸来获得，在呼吸过程中，肺不仅要摄入氧气，还要将体内代谢产生的二氧化碳排出。我们可以这样认为：肺是机体气体交换的中转站，这个中转站的容积大小直接决定着每次呼吸气体交换的量，是检测肺功能的最直观、也是最客观的指标。

肺活量检测数值低（与正常数值相比），说明机体摄氧和排出废气的能力差，人体内部的氧供应就不充裕，机体的一些工作就不能正常进行。一旦机体需要大量消耗氧（如长时间学习、工作、剧烈运动时），就会出现氧供应的严重不足，从而导致诸如头痛、头晕、胸闷、精神萎靡、注意力不集中、记忆力下降、失眠等不良反应，这不仅仅会影响学习与工作，而且会给身体健康造成许多无法挽回的危害。

有些需进行手术的脊柱侧弯患者因为肺活量小而不得不推迟手术时间，因此，应加强呼吸训练。

呼吸训练分为胸式呼吸和腹式呼吸，女孩多为胸式呼吸，男孩一般是胸式呼吸和腹式呼吸结合。有目的的训练，可以增加肺活量，通过内在迸发力量来使凹侧突出，恢复。

从呼吸运动的进行过程可知，呼吸运动主要依靠两部分呼吸肌的舒缩来完成，分别表现为胸、腹两部位的活动。一是肋间外肌舒缩引起肋骨和胸骨运动，引起胸廓前后、左右径增大，表现以胸部活动为主；二是膈肌收缩，使胸廓的上下径增大，表现以腹部活动为主。吸气时，膈肌收缩，膈的隆起部下降，上腹部脏器如肝、脾等随之下降，于是前腹壁向外突出；呼气时则相反，前腹壁向内复位。以肋骨和胸骨活动为主的呼吸运动，叫胸式呼吸；以膈肌运动为主的呼吸运动，叫腹式呼吸。

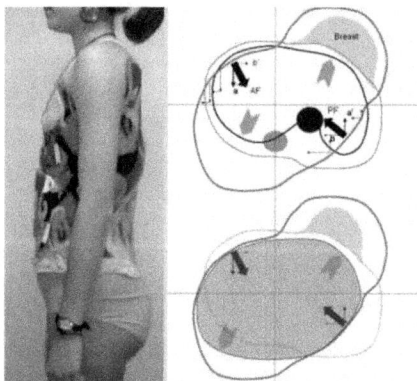

图 5-11　支具内的呼吸

如图 5-11 所示,脊柱侧弯孩子戴支具矫形,通过三点力原理给脊柱施加多组抗旋力和矫形力,都属于被动矫正。支具内的呼吸运动则属于主动矫正,希望通过孩子一边吸气一边躲避压力点,主动向好的方向移动脊柱。而且,支具内深吸气时,凸侧得到支具抑制,吸气时胸廓的位移都向凹侧移动,比不戴支具要好得多。大家可以看我的视频(视频链接:http://v.youku.com/v_show/id_XN-TA3OTY3MDg4.html)。专门的呼吸运动,胸廓的位移是非常大的。

五、吊单杠

脊柱侧弯孩子应该怎么锻炼?国内医生一般会说回去吊吊单杠,拉直拉直。岂不知,脊柱侧弯是脊柱在三维空间内的变形,椎体向侧方移动的同时,还向凸侧旋转。如果是 S 型弯曲,胸椎和腰椎的旋转方向相反。我们从头顶看下去,从颈椎到骨盆椎体是不断地向右向左交替旋转,整个脊柱来看是扭转的,像一个弹簧。那家长会问到底怎么进行体操锻炼,才会起作用呢?必须分三步走,首先要控制旋转,去掉"弹簧"效应,再进行适当牵引,目的是拉长凹侧的韧带和肌肉,最后收缩凸侧的肌肉,主动地矫正侧弯。这样才会起到理想的效果。吊单杠时感觉好像直一些,其实,它的作用是拉长了所有的韧带和肌肉,包括正常的生理弯曲。同时,由于没有去掉"弹簧"效应,拉直一些的脊柱又会弹回去,作用很小,而孩子很辛苦。

吊单杠属于脊柱牵引类方法矫形,和牵引床等方法一样,只不过是利用自重牵引。在吊的时候脊柱会被拉直一些,但不吊的话又会恢复到原样。国外从来没有让孩子去做这种运动,因为脊柱在侧位是有正常的生理弯曲的,如果强行拉直脊柱,在矫正侧弯的同时也会破坏正常的生理弯曲。

第六章　名人和脊柱侧弯

一、"泳坛女神"自曝先天脊柱侧弯

网易体育刘璐莎 2015 年 12 月 23 日报道：

为备战里约奥运会,刚在喀山游泳世锦赛上拿了女子 50 米仰泳铜牌的刘湘(如图 6-1),每天都在馆里进行高强度的训练,为明年 1 月去高原奠定好的体能基础。

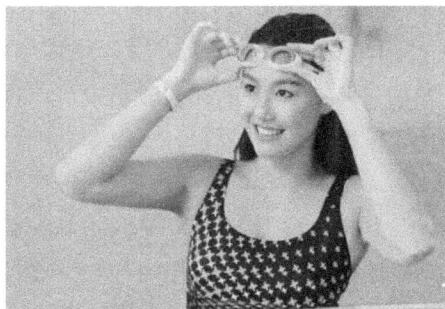

图 6-1　刘湘

对于刘湘来说,奥运会是特别的。因为她的主项 50 米仰泳并非奥运项目,想参加里约奥运会,备战重点只能放在副项 50 米自由泳上。

在今年 8 月的喀山游泳世锦赛上,刘湘在女子 50 米自由泳半决赛中,游出 24 秒 78 的个人最好成绩,却位列第 11 位没能晋级决赛。而在她的主项 50 米仰泳中,刘湘以 27 秒 58 赢得季军。

"世锦赛 50 米自由泳比赛时刘湘离台时间太慢,空中动作不稳,造成入水的角度不好,中间游的过程其实不差,到边也有优势。"据何新中教练介绍,刘湘并没有专门练过 50 米自由泳,目前处于练习该项目的初级阶段,可提升的空间很大，"如果未来几个月能把问题解决好就是潜力，解决不好就是短板"。

在网易体育采访当天的训练中，刘湘的背上贴着一块胶带，据队医介绍，刘湘的后背先天性侧弯，刚到专业队时在泳道里经常游偏，后来经过一系列治疗，终于可以游成直线。后续的问题在日常训练中偶尔还是会显现出来，直接的反应是刘湘背部肌肉因为劳损会特别累，只能靠按摩和理疗来缓解。

二、"打球我不行，打扮你们不行！"

华西都市报 2013 年 10 月 23 日报道：

在成都参加 2013CBSA 美式台球冠中冠女子精英赛的珍妮特·李(Jeanette Lee)接受了华西都市报记者专访，讲述了老牌九球天后是如何完成"一位美女的自我修养"的，这位时尚女魔头更是毫不吝惜地分享了她的打扮、包装心得。

"弯着腰在台球桌上，一头黑色长发散开，她的眼睛会把对手引诱到台球桌前，然后把他们生吞活吃了。"一个纽约球迷这样形容他心中的女神。

神秘、危险而又性感，这是珍妮特·李的代名词。但眼前，当年那个看上去不怎么好惹的"黑寡妇"已 42 岁，家庭的幸福容易使人改变，她笑意浅浅的酒窝里盛的也不再是危险，而是温柔。

黑寡妇，是世界上最毒的一种蜘蛛，女子九球界那位性感、美艳、张扬的珍妮特·李居然以此为名。"珍妮特，我第一次看到你打台球就想起了黑寡妇这个名字。你原本看上去是那么甜美，但一旦站在台球桌旁，你就成了致命的杀手。穿着一身黑衣服，你是那么冷傲和艳丽。"多年前，一位纽约男人曾对珍妮特·李如是说，也诞生了她"黑寡妇"的绰号。这个贴切的名字，甚至还被公众评为最佳运动员绰号。"黑寡妇"这个名字是如此生动、闻名，以至于很多人最后都想不起她的真名。

黑色的长发、黑色的眉毛和眼珠、白皙的皮肤，源自她韩裔的血统，而红艳的口红、暴露的穿着、开朗的性格和犀利的言语，则是典型的美国文化。

因为接触了台球，从此她的人生就再也没有离开过台球。她获得了世界女子台球协会超过 15 个冠军和世锦赛冠军头衔，占据世界排名第一的位置达三年之久。

人们不知道的是，她总爱在比赛中披着的那头长发，其实是在遮盖背部、腰部和颈部巨大的伤疤。"我对我的背部很敏感，哪怕有人站在我背后，我都会有不舒服的感觉，我吃饭的时候也会选择背对着墙。我不知道为什么。"直到2010年，她接受了ESPN旗下的BODY杂志的邀请，拍摄了一组全裸写真，首次将自己"致命"的背部展现在大众眼中，两条像巨蛇一样蜿蜒在身体上的伤疤，却是她不屈、倔强和坚毅的写照。

九球出美女。潘晓婷、车侑蓝、金佳映、周婕好、张舒涵、付小芳……她们的美宛如一道风暴，卷走了大家对于赛事本身的关注。其实，她们有着同一个偶像——"黑寡妇"珍妮特·李。正是这位42岁的韩裔美籍世界冠军，开创了九球性感之风，让炫美成了九球传统。

曾经，一位黑发美女扑倒在球台上聚神瞄准的海报，魅惑了一个时代。不是前卫的吊带衫，就是深V领长裙搭配高跟鞋，一以贯之的黑色，让她拥有了那个威风的名头"黑寡妇"。她拍全裸写真，拍性感大片，登时尚杂志，上娱乐访谈……她的影响力像根一样地植入女子九球文化时尚。

"昨天晚上完全没睡好，没想到这么冷了居然还有蚊子，你看，这里，这里，还有这里。"珍妮特穿着一件性感无袖T恤，露出的"白富美"手臂上，有好几个红色包块。她略带俏皮地指着这些包块，和球场上冷酷的"黑寡妇"完全不像。"对，我刚开始是不太喜欢这个名字，那时我还很年轻，一听这个名字就知道别人认为我不是一个温和的人，好像要在球场上把对手活吞了一样。但是后来，朋友们都劝我，我也觉得这个名字挺好，就接受了。"表情严肃、气场冷艳，是珍妮特在球场上的风格；黑色，则是她固定的穿衣风格。性感的上衣、弹性喇叭裤、高跟鞋都是清一色的黑，就连耳环、指甲油和束发带等细微处她都没放过，还是黑色。

"生活中，我还是有一些别的颜色的衣服，但是很少，因为我就喜欢黑色，我也觉得黑色很适合我，而且这么多年自己习惯了，粉丝也习惯了。"珍妮特透露，曾经有一段时间，她尝试着改变风格，换了别的颜色的衣服，没想到引起球迷的强烈反感。"他们非常非常失望地说，'你怎么不穿黑色了？'弄得我都很惊讶。我觉得自己适合这种风格，所以才坚持下去，并不是说已经形成了固有的风格，无法摆脱，我是享受其中，而不是被限制着。"

作为开世界九球风气的引领者，珍妮特·李是最有资格谈论美这个话题的。"刚开始时，因为太引人注目的打扮，让我遭受了不少批评声，但随着我的成长、变化，我觉得自己真正懂得了美丽的含义——一个女人的经历。"

珍妮特的经历实在堪称苦难：4岁患上肿瘤，11岁腿上长脓肿，12岁脊柱侧弯，13岁在脊椎里埋植了两根钢条，"活下去就是成功"。脊柱收缩症是一种可怕的疾病，不能站着、不能弯腰、不能走路，只能成天躺在床上。在情窦初开的年龄,她只能穿加加加大号的裤子以容纳背上的支架。

之后她又因为颈部椎间盘突出、肩膀二头肌腱炎等经历了多次手术。伤病让她中断了学业,让她至今都不能弯腰,甚至不能像别的女人那样,真正性感地扭动身体……

"你看,我右脚可以抬这么高,我的左脚只能抬这么高……"珍妮特·李从不讳言伤病,她马上站起来演示自己的"行动不便",随后又大方地掀开了上衣,脊柱、腰椎,手术留下的棕色疤痕像几条粗壮的巨蛇。"还有这里。"她指了指脖子上的一道疤痕。

"伤疤不会消失,它一直在那里,伤痛也从来就没有消失过,我只是习惯了而已。"珍妮特送给伤痛的礼物是疯狂练球 37 个小时,直到被救护车送进医院。"是,这些传闻都是真的。"2013 夏天,珍妮特满 42 岁,是 6 个孩子的母亲,那股"不疯魔不成活"的黑寡妇劲头,似乎被岁月留在了过去。"我经常告诉我的孩子们,你们看到的我,并不完美,因为没有人是完美的,任何人、任何事都在变化,都在成长,对于这些变化,我们能做到永不放弃就行了。"

在潘晓婷、付小芳、刘莎莎的带领下,中国涌现出了一大批九球新秀,珍妮特认为,她们打球很棒,但打扮和包装真的还欠火候。"中国现在涌现出了许多年轻选手,赢了很多比赛,但始终没有什么名气,就连我都叫不出她们的名字,我觉得最主要的原因是她们在国际上不具有辨识度。"

热心的珍妮特·李私下里早就是九球圈内的"时尚女魔头",包括中国选手在内的许多新秀都曾向她取过经。"她们问我该怎么打扮,怎么塑造自己的风格。当时我摆了几本时尚杂志在她们面前,问她们喜欢哪种风格?喜欢什么类型的音乐?喜欢看什么样的电影?然后帮她们挑选好了一种风格的服饰,结果她们因为穿着不习惯,打比赛反而输了。时尚没有融入她们的身体,当她们觉得自己像一个时尚模特的时候,就忘记怎么去打球了。"

"我觉得找到适合自己的风格最重要,比如可爱风、优雅风、中性风。我眼里的中国年轻选手,就缺少这种风格,发型差不多、带着差不多的耳环、穿着差不多款式的背心,体现不出差异化,根本让人记不住。在我眼中,中国美女千篇一律。当然,这需要经纪人,或者背后的团队帮助她们去敲定一种风格,帮助她们包装,眼光停留在九球池里是不够的。"珍妮特说,公关、沟通、销售,作为一名有野心的九球选手,这些技能都应该具备。"你是一个艺术家,你当然不必拥有一个画廊,你是一个大厨,你也不必拥有一家餐厅,但你需要拥有属于自己的声音、属于自己的影响力,去影响别人,这才是一个真正的名人。"

三、麦迪——脊柱侧弯孩子的楷模

特雷西·麦克格雷迪,简称麦迪,1979 年出生于美国佛罗里达州巴托(Bartow,FL),美国职业篮球运动员,司职得分后卫、小前锋,曾效力于 CBA 青岛双星队。麦克格雷迪球风全面而飘逸,可以胜任后场三个位置,其巅峰时期是 NBA 最好的得分手之一,2003、2004 年连续两届得分王,曾与中国球星姚明一起在休斯敦火箭队效力。2013 年,麦克格雷迪加盟马刺征战 NBA 季后赛。

麦迪的伤病是先天性脊柱侧凸(如图 6-2)带来的,伤病包括肩、臀、膝、踝、手肘、手、手指、脚、脚趾、四头肌、胸膜炎、脑震荡、背、腰等方面。

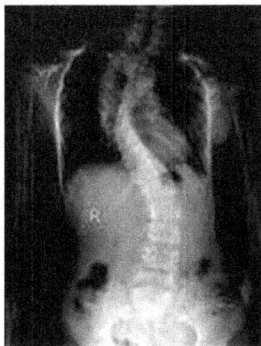

图 6-2 麦迪 X 线片

霍伟伟点评:

麦迪给人的第一印象就是睡眼惺忪,再一个就是松散的骨骼架子,但比赛下来却表现出突破对手时的机敏,谁也不会将这位 28 岁的曾经是 7 届 NBA 全明星、2 届得分王的球星与先天性脊柱侧弯联系到一起。然而事实却是不容改变的,这位火箭队的一号得分手确实患有先天性脊柱侧弯。

对普通人来说轻微的脊柱侧弯算不了什么,除了影响形象之外,并不会有什么不适的感觉,但是对高水平运动员来说,这或许是一个影响自己职业生涯的不幸事件。在麦迪刚进联盟的时候,医生和训练师们曾对他的身体结构进行过检查,检查结果显示麦迪先天性身体结构异常,患有先天性轻度脊柱侧弯,他们预计麦迪的职业寿命只有 5—6 年。

麦迪背部在奥兰多魔术队个人职业生涯的第四个赛季中曾被严重侵犯而受

伤过,这成为其背部伤病的诱因,从此背伤便与麦迪形影不离,在来火箭队的许多个日日夜夜里,有多少场比赛因为背伤而被迫下场。火箭队队医在 2006 年就说过,麦迪的背伤不是简单的拉伤,而是一种慢性疾病,其根本原因在脊柱。

麦迪为了跨过专家们设置的"末日预言",克服不期而至的背伤,雇佣已经跟随自己 10 年的私人训练师韦恩·霍尔,让其为自己制订严格的休赛期和赛季中训练计划。麦迪每天需要进行的训练除了教练要求的之外,还有因为自己的先天性不足而进行的加强脊柱的锻炼。首先是进行腹肌、躯干和背部肌肉的锻炼,增加肌肉的屈伸力和韧带的张力,其次是胸肌、腘绳肌、屈髋肌的锻炼。这种训练是不对称操练,利用病人自身肌力、重力,以求矫正畸形。

一般来说,患有脊柱侧弯的病人有以下几种临床表现:脊柱外观侧弯畸形,棘突偏离中线,两个肩膀不一样高,胸廓不对称,甚至有驼背,剃刀背畸形,如果内脏器官受到偏歪脊椎挤压,则表现出呼吸困难,心慌气短,腹部表现为腹痛、腰痛,身体表现为消化不良,形体消瘦等。(本文只代表个人观点)

四、伊莎贝拉·罗西里尼,脊柱侧弯明星——孩子的楷模

以下文字来自百度百科。

伊莎贝拉·罗西里尼(Isabella Rossellini,如图 6-3)是瑞典著名影星英格丽·褒曼和导演罗塞里尼的双胞胎女儿之一,著名模特、演员、作家、慈善家。她曾是著名化妆品品牌兰蔻(Lancome)长达 14 年的形象代言人。整个 20 世纪 80 年代是她的黄金期,那时的她是世界上酬金最高的模特之一。

伊莎贝拉从小就遭受了先天脊柱畸形的折磨。六岁的时候伊莎贝拉接受了无比残酷的手术:从背后开刀,把高出来的骨头锯掉一点,然后缝合伤口,用石膏固定住上半身,从脖子到腰都不能弯曲,等到伤口愈合再继续开刀、锯骨、固定、等待愈合。等待的过程中,伊莎贝拉不能躺下,只能一直坐着。如此大的灾难降临在伊莎贝拉的身上,但她十分坚强懂事:"妈妈你别难受,我做这个手术特别特别疼,但只有我自己疼过,以后别的小朋友疼的时候,我才知道他们有多疼。"勇敢的伊莎贝拉终于彻底痊愈,长大后成了著名化妆品品牌兰蔻最美的代言人。

1971 年从罗马服装设计学院毕业后移民美国,伊莎贝拉在意大利的电视台做了三年的特派员和翻译。

伊莎贝拉·罗西里尼 23 岁时,担任意大利 RAI 电视台驻纽约的记者,在屏

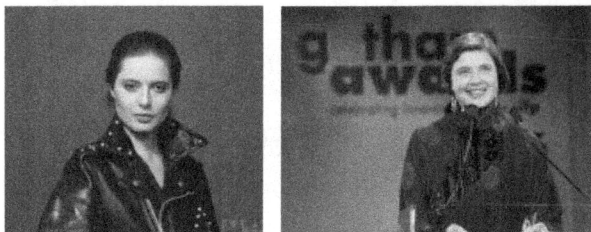

图 6-3 伊莎贝拉·罗西里尼

幕露面四年后,她在意大利开始小有名气。

28 岁,伊莎贝拉开始了她的模特生涯,并一发不可收地成为兰蔻长达 14 年的形象代言人。她的形象曾出现在 50 个国家和地区的 500 种杂志封面,她有一种异乎寻常的美,她聪明热情,精力充沛,努力而又淡泊名利。现在,她已进入一个事业蓬勃发展的时期,她展示给人们的依然是优雅而又富有朝气的一面。

伊莎贝拉·罗西里尼先后出演了不少意大利电影和电视。直到 1985 年,她因为参演《飞越苏联》(White Nights)而正式打入美国影坛,次年在《蓝丝绒》(Blue Velvet)中的大胆演出更是轰动一时,自此成为好莱坞的一员。她曾与著名导演马丁·斯科塞斯(Martin Scorsese)有过四年的婚姻,如今则与演员加里·奥德曼(Gary Oldman)在一起。

五、史黛西·路易斯——第七个女子高尔夫世界第一

新浪体育讯 北京时间(2013 年)3 月 18 日,美国著名女子高尔夫球手史黛西·路易斯(Stacy Lewis,如图 6-4)在亚利桑那州野火高尔夫俱乐部赢得 LP-GA 奠基人杯,她因此超越中国台北选手曾雅妮,成为 2006 年女子高尔夫世界排名推出以来第七个世界第一。另外,史黛西·路易斯在美国 LPGA 巡回赛奖金榜上也遥遥领先。

史黛西·路易斯在最后一轮刚开始的时候落后日本选手宫里蓝 4 杆,可是最后一轮,她的表现无人能及,最终实现逆转,领先 3 杆夺取 2013 年第二胜,她的世界排名因此超越曾雅妮,从第三位上升到了第一位。考虑到她因为脊柱侧凸曾戴了将近七年时间的色努支具,后来还因此在体内打一根钢条,她的表现就堪称神奇。

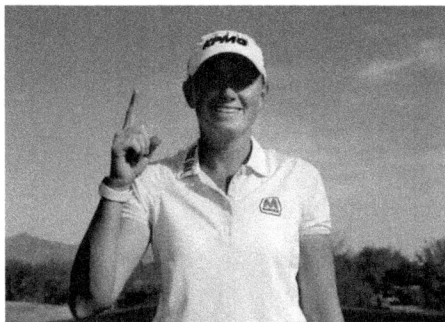

图 6-4 史黛西·路易斯

史黛西·路易斯是第七个成为高尔夫世界第一的女子选手,也是第二个成为高尔夫世界第一的美国女子选手。在她之前,登顶过世界第一的选手分别是索伦斯坦(60 个星期)、奥查娅(158 个星期)、申智爱(26 个星期)、宫里蓝(11 个星期)、克里斯蒂·科尔(5 个星期)和曾雅妮(109 个星期)。

很显然,过去两年,史黛西·路易斯的表现十分突出,四个月之前,她才刚刚领取了美国 LPGA 巡回赛年度最佳球员奖。她因为这个胜利获得 22.5 万美元(约合人民币 140 万元)奖金,其总奖金达到 526364 美元(约合人民币 327 万元),遥遥领先排名第二位的朴仁妃,是后者的两倍多。

六、萨拉·波莉

1989 年萨拉·波莉(Sarah Polley,如图 6-5)出演了莎拉·斯坦利执导的电视剧《通往艾文利之路》,这部电视剧使萨拉·波莉成为加拿大一流的电视明星,当时她才只有 10 岁。1990 年她在电视剧《小丘月圆》中饰演的流浪儿角色非常出色,获得了不少的赞扬,1992 年萨拉·波莉因此获得了双子星奖,这是一个在加拿大相当于艾美奖的奖项。1996 年她再次获得了双子星奖,随后她离开了表演和学校转而关注政治。1997 年她又回归出演了影片《意外的春天》,成功转型为成人角色,1999 年她出演了影片《漂亮宝贝》。她曾经两次获得吉尼奖最佳女演员提名,2004 年她出演了恐怖片《活死人黎明》,2005 年出演了影片《别来敲门》。自 1999 年起,萨拉已经开始涉足导演领域,她所导演的几部电影短片都收到不错的评价。2006 年,萨拉推出导演剧情长片《柳暗花明》,如潮的好评为这个加拿大才女的演艺生涯增添了耀眼的光环。

她在 11 岁生日过后的几个月发现脊柱侧弯,11—15 岁穿戴矫形支具,每天 16 个小时。

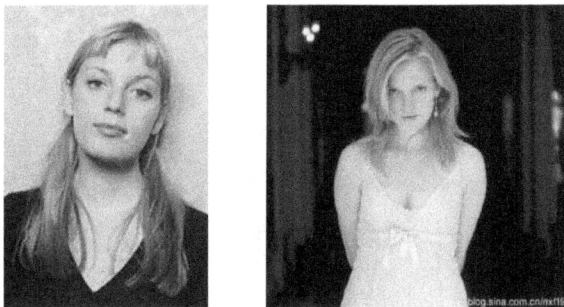

图 6-5 萨拉·波莉

七、珊琳·伍德蕾

5 岁就被星探找上门的珊琳·伍德蕾(Shailene Woodley,如图 6-6)有着极大的表演潜力,1991 年出生的她已参加过 17 部影视作品的演出。她的第一份正式工作是出演 1999 年的《家庭危机》,后来又出演了华纳兄弟出品、茱莉亚·罗伯茨监制的儿童节经典电影《费利西蒂:美国女孩的冒险》中的片名角色,此前在《遇见乔丹》《橘子郡男孩》和华纳新剧《两兄弟》中有过频繁的出镜,并客串过众多经典剧集如《铁证悬案》《愚人善事》《犯罪现场鉴证纽约篇》等,她还在电视影片《律政俏主妇》中担当

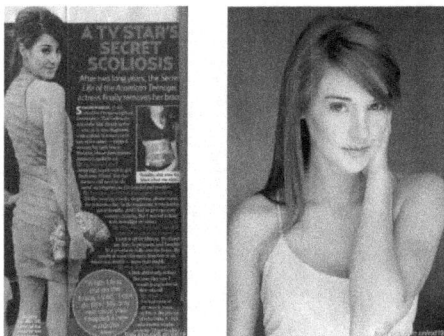

图 6-6 珊琳·伍德蕾

主角,与安·玛格丽特和马修·塞特尔对戏。此外,她目前已经拍摄过 20 多支广告。

她在 15 岁发现脊柱侧弯,戴支具两年。

八、琳恩·罗伯茨

琳恩·罗伯茨（Leanne Roberts，如图 6-7）在患脊柱侧弯后转向非手术治疗，通过矫形体操以控制她的病情。

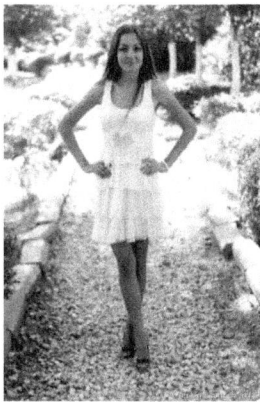

图 6-7　琳恩·罗伯茨

琳恩·罗伯茨，18 岁时患上脊柱侧弯，S 型。脊柱侧弯经常会让她心情不好，并且会引起背疼。她曾经因为脊柱侧弯准备放弃做模特，但是现在她又计划将她的模特生涯进行到底。

如图 6-8 所示，琳恩·罗伯茨胸弯 35 度，腰弯 48 度。她的医生建议她手术，琳恩·罗伯茨拒绝了，她觉得很多钢钉和两条金属杆在体内很可怕。她准备通过保守治疗来稳定脊柱，减少背疼。

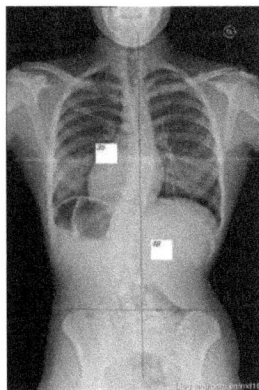

图 6-8　X 线片

第七章　其他脊柱侧弯相关问题

一、健康合理地背包才能有益身心

脊柱侧弯孩子更应该注意脊柱负重问题,尽量减少背、拎重物。

原文地址:http://blog.sina.com.cn/s/blog_9e8fa5f50101mqfc.html

作者:爱因美

背包的很多朋友以前都经常忽略一个问题,就是包包对自己身体特别是背部的影响,本篇着重讲述怎么背包更健康更合理,更有益身心。MM们都爱时尚,穿着打扮时尚外还得加上一个时尚的背包,但是我们的背包空间重到什么程度? 日常生活中,65%的人背包重量都在3千克以上,最重的背包达到8.8千克。如此沉重的负担日复一日地压在身上,很多人却没有意识到这是怎样一颗危险的"健康炸弹"。

(一)脖子酸、肩膀疼

长时间坐在电脑前又背重包的人,往往是肩颈酸痛、肩手麻木无力症状最突出的人群,背包过重会让脖子不自觉地倾向一边,一边肌肉拉伸,一边紧缩,这样很容易导致疼痛。

另外,过重的背包还会让肩背部肌肉受到压迫,如斜方肌和提肩胛肌长期受到压迫,可能会导致慢性拉伤。

(二)高低肩

背单肩重包时,由于单侧肩膀要承受较大的重力,肩颈会不自觉地往上提,而为了防止包带下滑,这种上提可能会更严重。如果经常长时间使用其中一边肩膀背重包,可能会造成难看的高低肩。

（三）脊柱弯

驼背、脊柱侧弯、腰椎间盘突出、脊柱关节炎、坐骨神经疼痛等，都可能是背包过重惹的祸。

你在左肩背了一个 5 千克左右的重包，那脊柱右侧的肌肉就要产生 15 千克—20 千克的力量才能维持身体平衡，这种肌肉组织发力的不平衡会牵拉脊柱造成弯曲，造成脊柱劳损、发炎。

此外，太重的包会导致椎间盘变性、下垂，压迫神经，还会带来坐骨神经痛。

二、脊柱侧弯孩子发育结束后如何科学去除支具

脊柱侧弯孩子戴支具矫形，一直要戴到椎体的环形骨骺融合，才可以逐渐去除支具，方法如下：在原先穿戴 22 小时的基础上，每天减少 4 个小时的穿戴时间，三个月后复查。如果背部倾斜角没有大的变化，可以继续再减少 4 个小时；如果背部倾斜角增加较多，则回到原来的 22 个小时。总的原则就是，如果体表没有明显的加重迹象，就可以继续减少时间，直到 12 个小时左右。12 个小时的穿戴时间保持一年，然后就可以不戴支具了，减少支具穿戴时间的同时，必须增加体操锻炼时间，以减少脊柱侧弯的反弹。

三、色努式脊柱侧弯支具为什么要躺下穿戴

脊柱发生侧弯后，Cobb 角越大，脊柱所能承受的纵向力量就越差。由于身体的重量不同，柔韧性好的孩子在站立位和躺位的片子角度相差十几度。所以，在躺位穿戴色努支具，脊柱在支具内更直，矫形效果更好。躺下穿好支具后，可以双手叉腰，再用力向下推支具，将脊柱再牵引一下。尽量保持脊柱在支具内是最好的矫形位置。

四、儿童坐姿不正会引起脊柱侧弯吗

脊柱侧弯的病因有很多，比如先天性的椎体发育不全、脊柱肌肉瘫痪，但

80％的脊柱侧弯仍然原因不明,医学上称之为特发性脊柱侧弯。所以,坐姿不正不会引起脊柱侧弯,但如果孩子已经诊断为脊柱侧弯,那生活中的方方面面都要注意,包括站姿、坐姿、背书包方式等。尽可能地保持脊柱挺拔,尽量减少脊柱负重,还需要经常锻炼脊柱肌肉力量,并配合支具矫形。

五、什么是神经纤维瘤病性脊柱侧弯

神经纤维瘤病也是造成脊柱侧弯的重要原因。神经纤维瘤病是由于基因缺陷引起神经嵴细胞发育异常而导致的一种疾病。根据临床表现和基因定位分为神经纤维瘤病Ⅰ型和Ⅱ型。

Ⅰ型患者查体时通常皮肤表面可以看到咖啡斑和周围神经多发性神经纤维瘤,多位于躯干非暴露部位(如图7-1)。另外眼部可见Lisch结节,是上睑纤维瘤或者丛状神经纤维瘤,眼眶可触及肿块或者凸眼搏动,通过裂隙灯可见虹膜粟粒状橙黄色圆形小结节,为错构瘤,是Ⅰ型特有表现,可随着年龄的增大而增大。诊断标准是青春期前纤维瘤6个以上,直径大于5毫米(青春期后直径大于15毫米),具有高度诊断价值。另外,全身和腋窝雀斑也是特征之一。

神经纤维瘤病Ⅰ型容易导致脊柱侧弯畸形,具有患者发病早(通常在青春期前),侧弯进展快,畸形明显,曲度僵硬,骨质本身强度降低等特点,支具矫形较难。

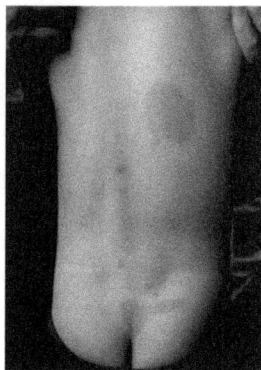

图 7-1　咖啡斑

六、哪种侧弯曲线在孩子成年后最稳定，不发展

孩子发生脊柱侧弯后，家长应该采取积极的治疗态度，采取最有效的方法，尽快逆转侧弯，使脊柱向好的方向生长。在孩子发育期，矫形需要达到三个目的：一是减少度数，避免手术；二是改善外观，使体表趋于对称；三是改变曲线类型，获得稳定曲线。

为什么要让孩子获得稳定曲线？什么是稳定曲线？下面我们通过三张不同的 X 线片来说明。如图 7-2 所示，三张片子中的线 1 为身体的中线，最左边的片子，椎体在中线两侧偏移，胸椎向右，腰椎向左，距离中线都不是很远。胸腰椎代偿较好，是最稳定的曲线类型，成年后侧弯进一步发展的可能性很小。中间的片子，腰弯大，胸弯小，脊柱整体偏左，部分椎体距离中线较远，脊柱不稳定，成年后侧弯进一步发展的可能性较大。最右侧的片子，从腰 5 开始，所有的椎体偏移到右侧，脊柱呈 C 型弯曲，胸腰椎无任何代偿，成年后脊柱侧弯进一步发展的可能性最高。

所以，脊柱侧弯在孩子成年后是否进展，和职业、平时锻炼的习惯、曲线类型、原始度数等很多因素有关，不是一个简单的问题。我们全面了解后，就可以增加有利的因素，去除不利的因素，使孩子的侧弯获得稳定。

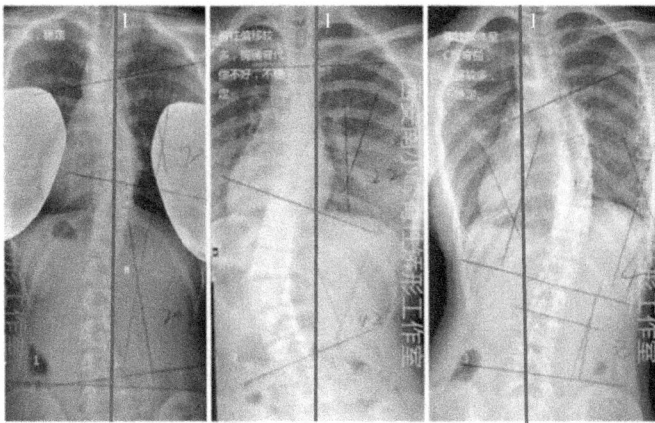

图 7-2　侧弯进展风险由低到高的三种曲线

七、为什么"硬壳"少女最终不得不手术治疗

　　2015 年 6 月 29 日,中国青年网发布了一条资讯,标题为:"硬壳"少女患脊柱侧弯 每天需戴支架 23 小时(链接地址为:http://d. youth. cn/shrgch/201506/t20150629_6800817. htm)。少女 Hannah,9 岁发现脊柱侧弯,网站介绍说是先天性的(从片子看不是先天性的),一直支具矫形,最终不得不手术治疗。

　　我从网站发布的图片看,无效的支具耽误了 Hannah 的治疗时机,导致病情不断恶化,下面从网站的图片来分析。

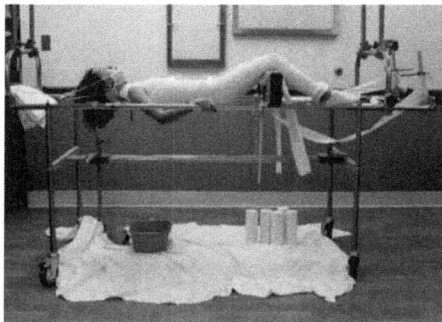

图 7-3　石膏取型

　　如图 7-3 所示,他们采用孩子水平位进行石膏取型,可以将模型取得更标准。

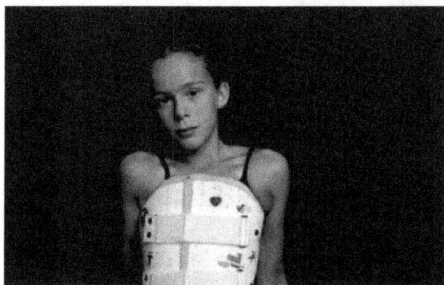

图 7-4　穿上支具正面照片

　　如图 7-4 所示,Hannah 穿上支具后,没看到戴支具的片子,不知道支具的矫

正率,仅从这张图片看,支具是前开口,释放空间不足。

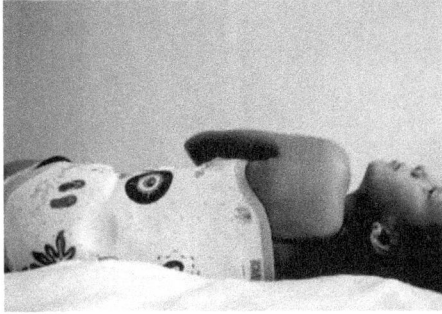

图 7-5　穿上支具背面照片

如图 7-5 所示,从支具背后看,支具力度较差,无释放空间。

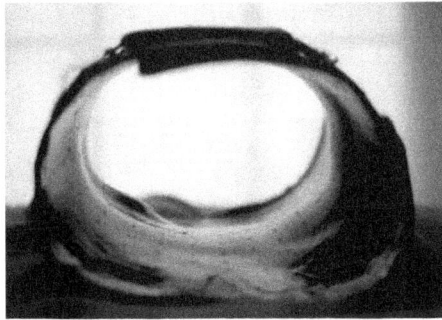

图 7-6　支具内部

如图 7-6 所示,从支具内部观察,基本属于固定类支具,内腔对称,无抗旋转压垫等。

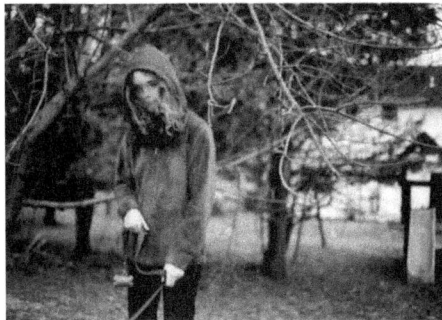

图 7-7　穿支具生活照

图 7-7 为穿着支具的 Hannah 在遛狗。

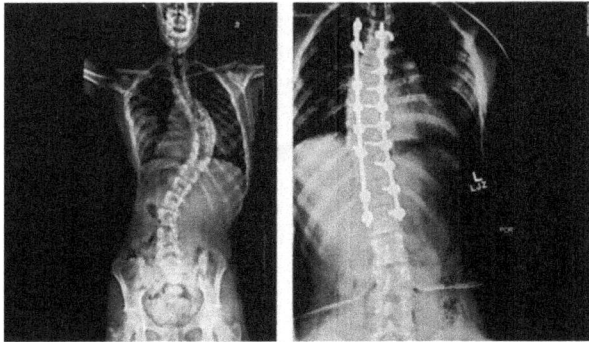

图 7-8　Hannah 术前和术后的 X 线片对比

如图 7-8 所示，Hannah 术前的脊柱向右呈 C 型弯曲，偏移较多，是比较好矫正的侧弯类型，术后脊柱矫正的不错，但是，手术后这段脊柱也就失去了活动能力。

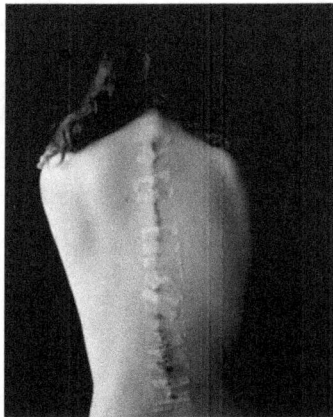

图 7-9　Hannah 术后留下的刀口

2013 年，医生发现，支架外套对矫正 Hannah 脊柱侧弯的病情并没有太大帮助，于是，手术成了唯一的选择。图 7-9 为 Hannah 脊柱手术后留下的刀口疤痕。

八、脊柱侧弯进展风险评估——基因检测已经实现

由美国环球基因公司(Transgenomic，Inc)发明的基因检测方法，可以对轻度脊柱侧弯患者进行风险评估。如果风险很低，则可以减少拍片次数，降低孩子乳腺癌的发病率。但遗憾的是，这一检测仅限白人，亚洲人不在检测范围之内。

图 7-10 是该公司网站的两张截图。（网址：http://www.scoliscore.com）

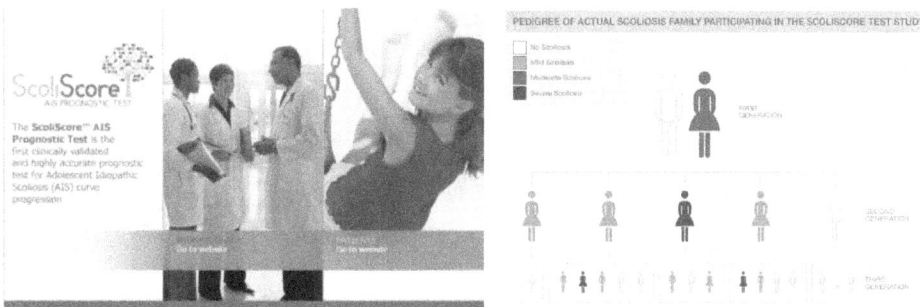

图 7-10　美国环球基因公司网站截图

九、防辐射铅衣

孩子发现脊柱侧弯后，拍摄 X 线片的次数会比较多，如果侧弯发现早，那拍的次数就会更多。我工作室自从和德国 Weiss 博士合作后，也接受了他们的理念。一是尽量减少拍片次数，三个月复查不拍片，通过其他指标来检查孩子的恢复情况，并调整支具。如果需要拍片，只拍站立位正位片，不拍侧位片。二是拍片时进行防护，主要保护性腺、乳腺、甲状腺、头部、眼睛等部位。我工作室最近配备了防辐射铅衣(如图7-11—图 7-15)，都是放射科专用的，铅当量为0.5mmPb。患者可以免费借出，用完归还。拍片医院就在工作室对面，放射科允许穿戴防辐射铅衣，非常方便。

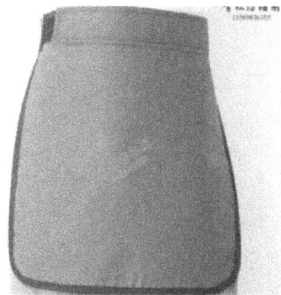

图 7-11　防护巾

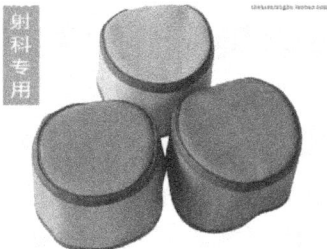

图 7-12 防护帽

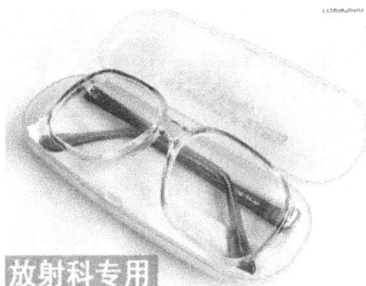

图 7-13 防护眼镜

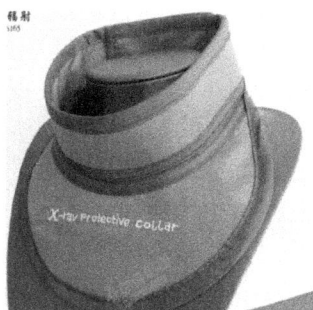

图 7-14 防护围巾

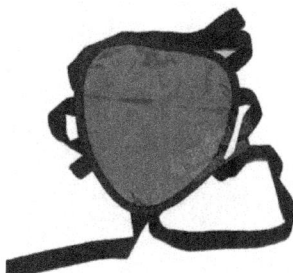

图 7-15 乳腺保护

十、照 X 光时, 别忘了保护自己

美国卫生部已将 X 射线列入已知致癌物的行列, 并明确指出其中 55% 的辐射来源是骨骼、胸部、口腔等低剂量 X 线照射的医学检查。目前, 国内不少辐射防护专家也一致呼吁: 如果儿童频繁接受 X 线辐射, 可能埋下致癌的祸根, 应尽快叫停儿童体检中例行的 X 线胸透检查。

在所有的 X 线检查手段中, X 线胸透的危害已很明了了, 美国、日本等发达国家, 已基本淘汰了该方法。少数仍在使用这一方法的国家, 也都在尽力降低使用率, 如英国使用率仅 0.2%, 并且要求在使用时, 必须对非检查部位, 尤其是性腺、甲状腺进行屏蔽保护, 医生如有疏漏, 很可能因此被吊销放射执照。

其实, 在我国的相关法律法规中, 对限制、减少 X 线胸透对人体的危害早有规定,如《电离辐射与辐射源安全基本标准》中的"X射线诊断的筛选普查应避免使用X线透视的方法""不能把肺部的X线透视作为幼儿和青少年的常规检查项目"等。然而,令人遗憾的是,我国X线胸透的使用率非常高,在不少地方,竟成为每年入学体检、升学体检、从业体检,以及单位健康体检中的一个"保留节目",相关法律规定形同虚设。在许多的医疗机构里,相关的保护性规定,如"放射检查需屏蔽性腺等特殊部位"等,标识得很清楚,但很少有医务人员在具体操作中考虑这些,更谈不上严格遵照规定执行了。

其实,在放射治疗、核医学、介入医学及各种X线影像诊断中,无一例外地存在着放射防护的问题。自20世纪80年代起,我国对放射防护逐渐重视起来,一系列相关法律法规的制定和落实,已有效地改善了医疗机构工作场所的防护条件,如采取隔室透视,设置铅玻璃或相应厚度的隔离墙等,大大降低了医务人员的受照剂量,最大限度地保障了医务人员的健康安全。但是,对于患者接受X线检查的防护,却重视不够。从现在看,整个放射防护法规体系的最大缺陷,是涉及医务人员的防护多,而对受检者的防护相对缺乏。

1993年卫生部曾颁布《医用X射线诊断放射卫生防护及影像质量保证管理规定》,其中利用一个章节共七个条款,对受检者的防护做了比较详尽的规定,如"X射线胸部检查的间隔时间一般不少于两年""对受检者邻近照射野的敏感器官和组织进行屏蔽防护"等。但随着"入世"后对专项法律法规的清理整顿,上述规定在2002年出台的《放射工作卫生防护管理办法》中被高度"精炼",只保留了几句话,即"对患者和受检者进行诊断、治疗时,应当按照操作规程,严格控制受照剂量,对邻近照射野的敏感器官和组织应当进行屏蔽防护;对孕妇和幼儿进行医疗照射时,应当事先告知对健康的影响"。法规简化,使技术服务机构、监督执法部门、卫生行政部门及医疗单位,都变得不好操作甚至无所适从,使得原本已逐渐升温的受检者放射防护问题,在某种程度上骤然"冷却"了下来。

病人自己要增强防护意识。在进行X光检查时,务必提醒医务人员提供防护用具,做好敏感部位的保护,要用铅帽遮挡头部,用铅围脖遮挡甲状腺,用铅围裙遮挡生殖腺等。

十一、白俄罗斯脊柱侧弯寄宿制学校介绍

在白俄罗斯有6家针对脊柱侧弯疾病治疗的疗养—治疗—教育学校,能够

在儿童矫形医生的带领下对脊柱侧弯患儿给予分级别的治疗。同时按照国家教委要求进行普通学科的教育学习。学生全部采用寄宿制,统一管理。

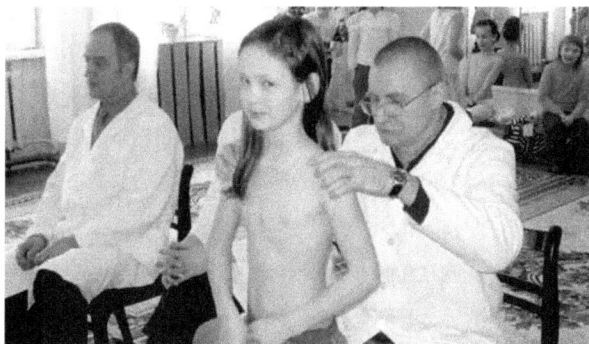

图 7-16　吉萨科夫在学校筛查脊柱侧弯

图 7-16 为白俄罗斯专家吉萨科夫·德米特里·开莫维奇在学校对孩子进行脊柱侧弯筛查。吉萨科夫曾在 2009 年到我国的洛阳正骨医院进行学术交流。(http://www.dahe.cn/xwzx/sz/t20090707_1596825.htm)

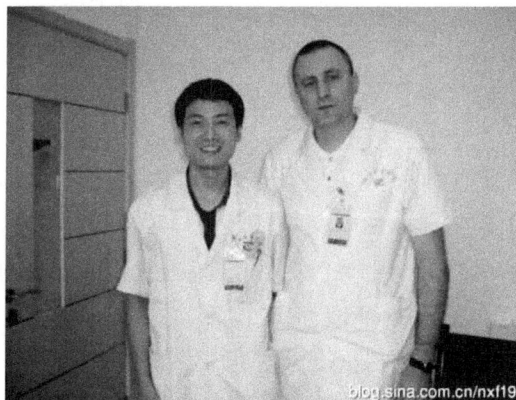

图 7-17　南小峰和吉萨科夫合影

图 7-17 为笔者和吉萨科夫合影,当时笔者任洛阳正骨医院支具室主任。

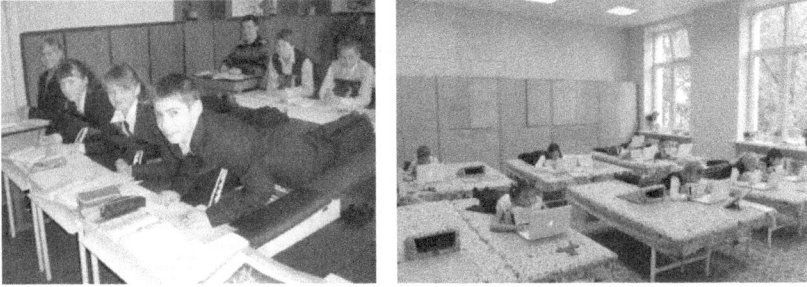

图 7-18　侧弯孩子在治疗床上上课

图 7-18 为脊柱侧弯孩子在治疗床上上课,以减少脊柱负重,保持脊柱每天 17—19 小时无负重状态。

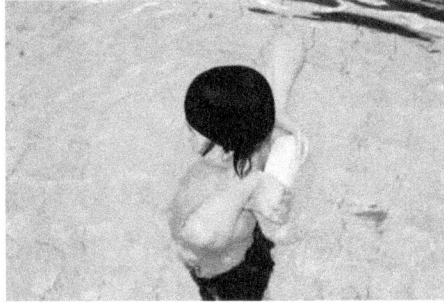

图 7-19　游泳课

图 7-19 为孩子们在进行游泳课。

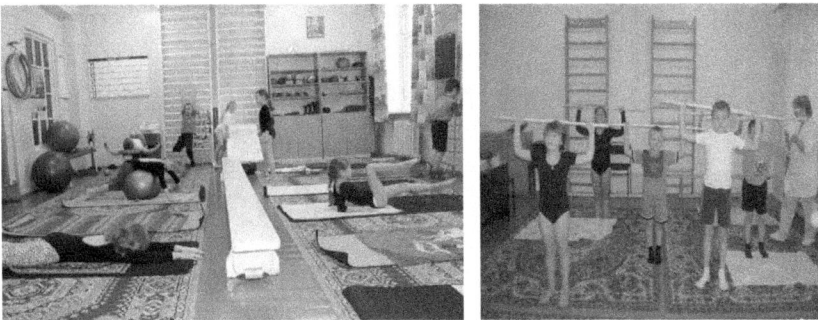

图 7-20　侧弯孩子进行矫形体操训练

图 7-20 为脊柱侧弯孩子在进行矫形体操训练。

十二、脊柱侧弯孩子的职业方向定位

脊柱侧弯孩子不管是保守治疗还是手术治疗,成年后都会遗留部分度数在体内。为了在成年后很好地维持度数不发展,必须做到经常注意站姿和坐姿,锻炼腰背肌,减少脊柱负重。其中减少负重最为关键。所以,成年后的职业选择很关键。

根据体力消耗的严重程度,职业可划分为:重体力劳动、中等体力劳动、轻体力劳动和极轻体力劳动。重体力劳动是指负重量大于 10 千克的职业,如搬运工人等。中等体力劳动是指负重量小于 10 千克的劳动,如钳工、纺织工等。轻体力劳动是指身体的负重不大,但在工作中需要改变身体姿态的劳动,如摄影师等。极轻体力劳动主要是脑力劳动,如医生、会计师、工程师等。

所以,对于脊柱侧弯孩子来说,成年后最好选择轻体力劳动和极轻体力劳动,不建议选择重体力劳动和中等体力劳动。

十三、德国施罗斯矫形体系全球提供单位列表

在信息技术高速发展的今天,Weiss 博士将施罗斯家族的事业推向了全球,不断优化施罗斯体操,使其更简单有效,并开展"最佳实践"课程。接受培训的物理治疗师,都会获得 Weiss 博士颁发的证书。患者在网站上也可以找到距离自己最近的治疗师的联系信息。

Weiss 博士在继承家族体操治疗脊柱侧弯的同时,不断地改进色努式脊柱侧弯支具,研究出了 GBW(The Gensingen Brace according to Dr. Weiss)支具,并利用现在最先进的计算机辅助设计和制造技术(CAD/CAM),使每个支具在个性化制造的同时,更加小巧、隐蔽、有效。不再使用传统的石膏工艺,而是利用 3D 扫描仪测量每个脊柱侧弯孩子的身体模型,再结合孩子的 X 线片和身体的尺寸,设计每个孩子的支具。Weiss 博士将施罗斯家族百年来在脊柱侧弯保守治疗领域积累的丰富经验,用最现代化的技术发挥了出来。

Weiss 博士带领的全球团队秉持的理念,就是使用最有效的 GBW 支具配合历史最悠久的施罗斯矫形体操,让全球的脊柱侧弯孩子得到最大程度的恢复。

下面是全球目前可以提供 GBW 支具和"最佳实践"施罗斯体操课程的中心：

1. Weiss 博士德国诊所

Dr. Hans-Rudolf Weiss，MD

(Senior Instructor)

(Physical Rehabilitation & Bracing)

Orthopedic Surgeon，Physical Medicine and Rehabilitation，Chiropractor，Registered Schroth Best Practice Therapist

Orthopedic Rehabilitation Services

Gensingen，Germany

www. skoliose-dr-weiss. com

2. 俄语国家分部

Maksym Borysov

(Senior Instructor)

(Physical Rehabilitation & Bracing)

Rehabilitation Specialist，Registered Schroth Best Practice Therapist，Orthotist，Physiotherapist

Orthopedic Rehabilitation Services

Kharkov, Ukraine

bma-ukrniip@mail. ru

3. 美国分部

Dr. Marc Moramarco，DC

(Instructor)

(Physical Rehabilitation & Bracing)

Chiropractor，Spinal Deformities Rehabilitation

Registered Schroth Best Practice Therapist

Scoliosis 3DC

Woburn (Boston)，MA，USA

http://scoliosis3dc.com

4. 印度尼西亚分部

Dr. Budi S Widjaja，MD，TCM，

ChiroSpine Clinic Family Chiropractic（Jakarta，Indonesia）

Chiropractor，Schroth Best Practice Terapist，Best Practice Bracing Center

http://www.spinecfc.com

Clinic Address：Jl. Daan Mogot 176A

Jakarta Barat

Indonesia 11520

5. 中国大陆分部

南小峰，CPO

（施罗斯物理治疗和 GBW 支具）

南小峰脊柱矫形工作室

西安：西安市碑林区南稍门中贸广场 15 栋 B 座 806

杭州：杭州市滨江区滨盛路 1870 号，铂悦轩 1916 室

重庆：重庆市渝中区大坪正街 160 号，大坪万科中心 4 号楼 28-01

北京：大兴区荣华中路 1 号，国家康复医院门诊一楼 1409 诊室

广州：天河区珠江新城金穗路 42 号，龙脊康医疗门诊部

www.haozhiju.com

附　南小峰脊柱矫形工作室简介

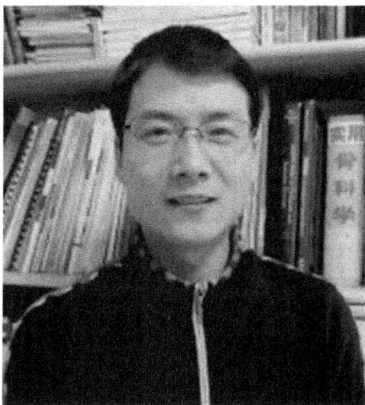

南小峰：支具师

国家康复辅具研究中心脊柱侧弯研究室副主任

中国康复器具协会会员

国际二级假肢矫形技师

中国假肢矫形器学校首届毕业生（1994 级，全德国老师培养）

国家注册假肢制作师

国家注册矫形器制作师

国家矫形器行业标准起草人之一

图 7-21

南小峰（如图 7-21）脊柱侧弯矫形工作室，致力于脊柱侧弯的保守治疗，是德国施罗斯脊柱侧弯矫形体系在中国唯一的合作单位，提供德国 GBW 支具，只需

5 天左右就可以完成施罗斯矫形体操的教授，来辅助矫正侧弯。南小峰脊柱侧弯矫形工作室跟德国 Weiss 博士合作（如图 7-22），采用 3D 打印技术制作的支具（如图 7-23）更加透气。

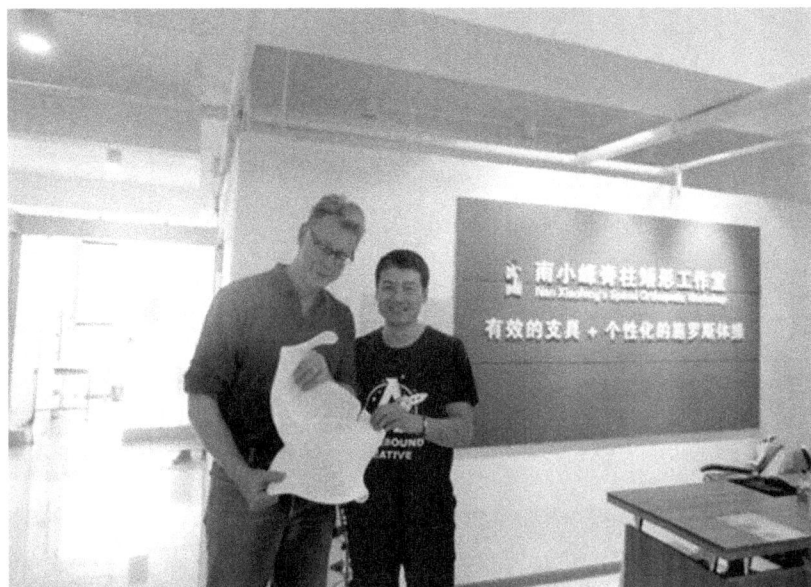

图 7-22　南小峰和 Weiss 博士在工作室

目前在西安、北京、重庆、杭州及广州设有工作室，将来也会在合适的时候在其他地区开设工作室，以方便患者就诊。

3D 打印支具报道相关网站链接：

1. http://blog.sina.com.cn/s/blog_63811b6e0102wbgq.html
2. http://www.nanjixiong.com/thread-68535-1-1.html
3. http://blog.sina.com.cn/s/blog_63811b6e0102wbkk.html

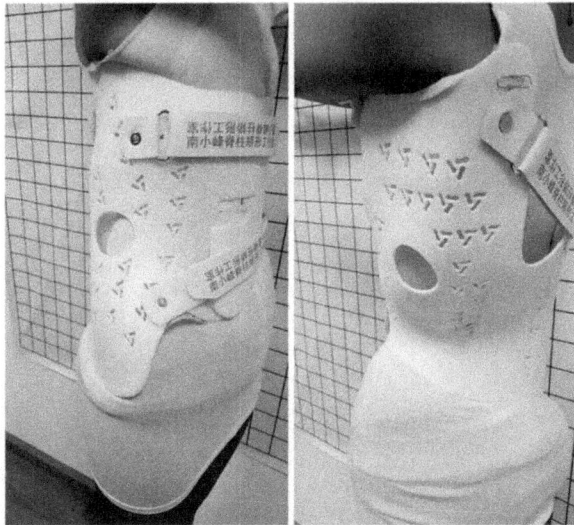

图 7-23　世界首例可穿戴的 3D 打印脊柱侧弯支具

图 7-24　南小峰脊柱矫形工作室信息

附　录　相关网站链接

Weiss 博士网站：

http://www.schroth-skoliosebehandlung.de

http://www.oapublishinglondon.com（Weiss 博士是该杂志主编）

http://www.amazon.com/s/ref＝nb_sb_noss/180-4496769-6738848？url＝search-alias＝aps&field-keywords＝Hans-Rudolf＋Weiss（亚马逊在售 Weiss 博士编写的书籍）

Weiss 博士在 2015 年德国创伤与骨科联合会年会（DKOU2015）上做了脊柱侧弯保守治疗报告，报告链接：http://dkouimweb.dkou.org/video/evidenz-der-einzelnen-behandlungsmodule-gibt-es-langzeitergebnisse？slideon＝1

我工作室经德国施罗斯家族第三代传人 Weiss 博士的授权，在中国大陆地区建立施罗斯脊柱侧弯矫形体系官网，通过官网传播准确信息，方便脊柱侧弯患者查找施罗斯的课程和 GBW 支具服务等。

中文网站地址：www.schrothbestpractice.net

英文版地址：www.schrothbestpractice.com

Weiss 博士新网站地址：https://bestpracticebracing.wordpress.com

主要介绍德国 GBW 支具的相关信息，有兴趣的弯友可以上线了解。

Weiss 博士最近分别在 Twitter（推特）、Facebook（脸谱）、Linkedin（领英）注册了自己的官方账号，大家可以关注 Weiss 博士的最新动态，及时地了解脊柱侧弯保守治疗方面的信息。

Twitter（推特）账号地址：www.twitter.com/WeissHr.

Facebook(脸谱)账号地址：www.facebook.com/scoliosisbestpractice

Linkedin（领英）账号地址：https：//de.linkedin.com/in/hans-rudolf-weiss-dr-med-3a992354/zh-cn

以下是 Weiss 博士在国际上有影响力的脊柱侧弯论文，有兴趣的弯友可以下载学习，下载地址：http://scoliosis3dc.com/cheneau-bracing/research

脊柱侧弯综合性公益社区 论坛地址：www.cwzj.org

脊柱侧弯孩子穿戴支具经验分享：

http://tieba.baidu.com/p/3605306300? pn＝1

脊柱侧弯孩子戴支具如何穿衣服：

http://blog.sina.com.cn/s/blog_63811b6e0101nvox.html

德国百年施罗斯体操矫形脊柱侧弯视频：

http://blog.sina.com.cn/s/blog_63811b6e0102v5b8.html

http://blog.sina.com.cn/s/blog_63811b6e0102v5d7.html

http://blog.sina.com.cn/s/blog_63811b6e0102v1en.html

德国施罗斯矫形体操其他相关视频：

http://blog.sina.com.cn/s/blog_63811b6e0102uz52.html

http://blog.sina.com.cn/s/blog_63811b6e0102uz7j.html

http://blog.sina.com.cn/s/blog_63811b6e0102uz7k.html（Weiss 博士韩国授课 1）

http://blog.sina.com.cn/s/blog_63811b6e0102uzes.html（Weiss 博士韩国授课 2）

http://blog.sina.com.cn/s/blog_63811b6e0102uzpv.html（施罗斯体操在美国 HSS 医院）

http://blog.sina.com.cn/s/blog_63811b6e0102wcr7.html（施罗斯美国分部 Dr. Marc Moramarco 接受媒体采访）

http://v.youku.com/v_show/id_XMTUyNTI0NDU0NA＝＝.html?

from＝y1.6-2（德国施罗斯体操中文版）

德国施罗斯脊柱侧弯矫正支具：

http://blog.sina.com.cn/s/blog_63811b6e0102uz6m.html

德国 GBW 支具制作工艺流程：

http://blog.sina.com.cn/s/blog_63811b6e0102vurh.html

脊柱侧弯游泳训练：

http://blog.sina.com.cn/s/blog_63811b6e0101t1sb.html

脊柱侧弯腰背肌锻炼方法：

http://blog.sina.com.cn/s/blog_63811b6e0101tt2g.html

脊柱侧弯手术三维动画：

http://blog.sina.com.cn/s/blog_63811b6e0101oa4r.html

施罗斯体操南小峰指导动作：

http://v.youku.com/v_show/id_XODkxNzI5MTM2.html？from＝y1.2-1-103.4.1-1.1-1-2-0-0％26source％3Dautoclick

http://v.youku.com/v_show/id_XODkxNzI4OTIw.html？from＝y1.2-1-176.4.1-1.1-1-2-0-0％26source％3Dautoclick